青少年科学素质教育丛书

SHIPIN ANQUAN

食品安全

方玉媚　左之才　胡　叶　张　明　编著

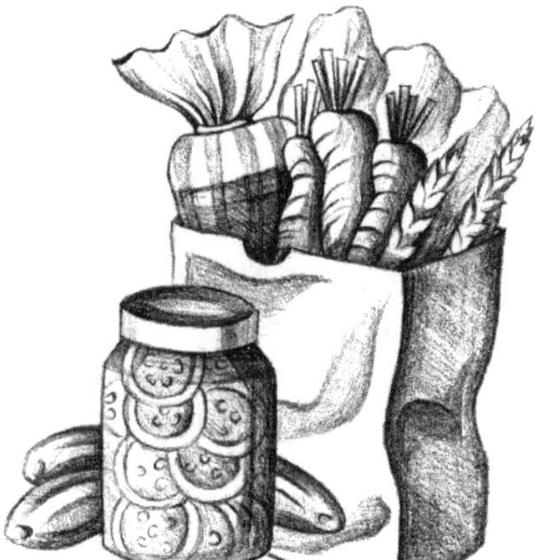

四川教育出版社

·成　都·

图书在版编目（CIP）数据

食品安全/方玉媚等编著.—成都：四川教育出版社，2011.3

（青少年科学素质教育丛书/董仁威，董晶主编）

ISBN 978-7-5408-5185-9

Ⅰ.①食… Ⅱ.①方… Ⅲ.①食品卫生-青少年读物 Ⅳ.①R155-49

中国版本图书馆 CIP 数据核字（2011）第 014374 号

策　　划　安庆国　何　杨
责任编辑　冯　燕
封面设计　何一兵
版式设计　张　涛
责任校对　喻小红
责任印制　陈　庆　杨　军
出版发行　四川教育出版社
　　　　　地　　址　成都市槐树街 2 号
　　　　　邮政编码　610031
　　　　　网　　址　www.chuanjiaoshe.com
印　　刷　成都市川侨印务有限公司
制　　作　四川胜翔数码印务设计有限公司
版　　次　2011 年 4 月第 1 版
印　　次　2018 年 4 月第 2 次印刷
成品规格　146mm×210mm
印　　张　5.875
定　　价　10.00元

编委会

前 言

早上起来，边吃饭边听新闻原本是一件十分惬意的事。但现在很多人却感到了焦虑和担心。在吃饭的过程中，也许会突然听到你喝的牛奶可能会引起肾结石，煮稀饭用的米是加了工业油的毒米，馒头加了吊白块，油条是用地沟油炸的……

你知道我们生活中出现过哪些问题食品吗？它们是怎么制作出来的？对人体都有哪些危害呢？本书的第一章，我们将和你一起回顾种种问题食品。

你知道《食品安全法》从2009年6月1日起已经实施了吗？你知道这部法律规定了哪些与我们日常生活息息相关的条例吗？你知道今后如果买到问题食品，无论是否在事实上造成伤害，都可以要求其支付价款10倍的赔偿金吗？本书的第二章，我们将一起去了解同我们的菜篮子密切相关的法律。

你知道1只烤鸡腿=60支香烟吗？松软的薯条、可口的香肠、美味的冰淇淋都是垃圾食品，你是不是曾经轻率地认为它们仅仅是会令你长胖呢？有什么方法帮助孩子戒掉垃圾食品呢？本书的第三章，我们将和你一起去寻找这些问题的答案。

了解了那么多问题食品和垃圾食品，那么什么是放心食品和健康食品呢？怎样买到放心食品？哪些是健康食品？本书第四章将会是你日常生活的指南。

随着科技的发展，有一类我们从前不太了解的食品正走上我们的餐桌，这就是转基因食品。那么这又是怎样的一种食品呢？它有哪些种类？它安全吗？本书的第五章将让你认识这种高科技带来的新食品。

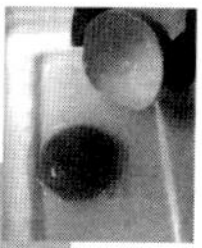

目　录

第一章

问题食品

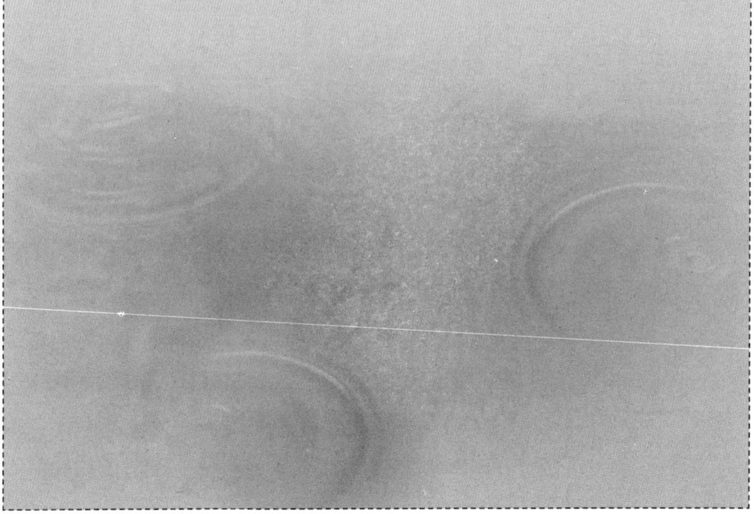

“问题食品”，这是一个相当克制的称呼。在大众流行语中，它被尊称为“毒某某”、“黑心某某”：用石蜡再加工的毒大米、从下水道捞出来的地沟油、含有“瘦肉精”的毒猪肉、用激素喂养的毒虾蟹毒鳝鱼、有吊白块的毒豆腐、甲醛超标的毒酒、加了三聚氰胺的问题奶粉、用硫黄熏制的毒木耳、添加大量防腐剂的罐头食品……在介绍它们之前，我们先来听听小王和朋友的对话，这也是我们普通人日常生活中经常能听到的交谈。

小王是个大姑娘，爱美，长得挺瘦的，最近不知怎么的更瘦了。朋友小李和小张说要帮她改善一下伙食，增加些营养，出去撮一顿打打牙祭，于是建议一起去吃火锅。小王皱着眉头反对：“不行不行，你不知道吗？好多火锅店都会加罂粟壳让你上瘾，增加回头客。再说那辣椒，红艳艳的，说不准就是加了苏丹红的呢！”小李说，既然外面的东西不干净，我们就在家里自己做着吃。做你最喜欢的木耳炒肉、韭菜炒

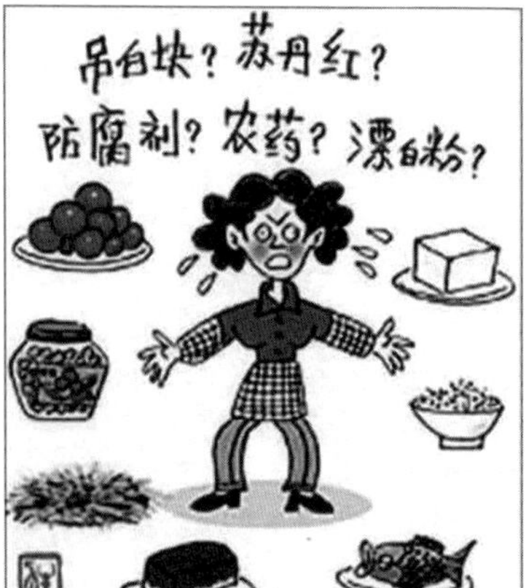

鸡蛋，炖个鱼汤，再买点卤菜买点酒，你该满意了吧？没想到小王还是继续摇头："你怎么知道木耳里面没有磷化铝，肉里面没有瘦肉精？韭菜有可能就是农药灌出来的，鸡蛋里面可能有苏丹红，鱼里可能有孔雀石绿，卤菜可能是用双氧水泡过的，酒里面可能有甲醇啊……"小李听得目瞪口呆，半晌才说："你说得那么恐怖，有什么证据吗？"小王立刻找了一大堆报纸杂志给小李看，并说"好好看看，认识这些问题食品吧"。

首先就让我们跟随小李一起来认识一下这些所谓的问题食品。虽然你可能会跟小李一样觉得心惊肉跳，但只有认识了它们，才可以对它们有所防范。

我们就从问题奶粉说起吧，然后再将苏丹红与毒辣椒、双氧水与毒卤菜、罂粟壳与毒火锅、瘦肉精与毒瘦肉……问题再一一展开，对它们进行深入了解，并在生活中加以防范。

阜阳问题奶粉

阜阳问题奶粉事件

当镜头回放到2003年至2004年阜阳农村的几个场景，你会看到那里的婴幼儿，只因食用了劣质奶粉，便出现了脸肿、呕吐、头大、肚子大、烂眼、发热、腹泻、腿细、站立不稳等营养不良综合征，以致有的在救治过程中出现呼吸循环衰竭、多脏器功能衰竭而死亡的惨痛后果。这些本来健康出生的孩子，在喂养期间，开始变得四肢短小，身体瘦弱，尤其是婴儿的脑袋过分偏大，当地人称这些孩子为大头娃娃。

安徽阜阳作为“劣质奶粉”的重灾区和产生严重后果的爆发区，该事件通称为“阜阳劣质奶粉事件”。

“大头娃娃”是如何造成的

阜阳是全国六大民工输出地之一，不少父母在孩子出生后不久就外出打工，把孩子托付给家中老人抚养，用奶粉喂养孩子在阜阳农村非常普遍。而那两年，不少假劣奶粉流入阜阳农村市场。国家标准是每100克婴幼儿奶粉含18克蛋白质，劣质奶粉中蛋白质含量最高的不超过7克，最低的才1克多一点。劣质奶粉危害对象为以哺食奶粉为主的新生婴幼儿，主要危害是由于蛋白质摄入不足，导致营养不足，症状表现为“头大、嘴小、浮肿、低烧”，由于以没有营养的劣质奶粉作为主食，出现造血功能障碍、内脏功能衰竭、免疫力低下等情况，还有的表现为脸肿大、腿很细、屁股红肿、皮肤溃烂和其他的幼儿严重发育不良特征，由于症状最明显的特征表现为婴儿“头大”，因此就出现了上面所提到的“大头娃娃”。

真假奶粉摆在我们面前，两种包装同样精美，包括产品说明，营养成分含量，甚至条形码，这些外标志都没有什么不一样。两种等量的奶粉注入同样量的水搅拌之后，颜色也相差无几，两个味道没有任何区别。可以说，造假造到登峰造极的地步，只有专业人员通过检测才能看出哪种是劣质奶粉。劣质奶粉蛋白质含量只有2%（国家标准不得低于12%），2%意味着这种奶粉根本就没有营养，孩子相当于在喝水，结果造成脸部水肿、虚肿。据报道在2003年至2004年间，阜阳市因食用劣质奶粉造成营养不良而死亡的婴儿共计12人。

不法分子用淀粉、蔗糖等价格低廉的食品原料全部或部分替代乳粉，再用奶香精等添加剂进行调香调味，制造出劣质奶粉。婴儿生长发育所必需的蛋白质、脂肪以及维生素和矿物质含量远低于国家相关标准，长期食用这种劣质奶粉会导致婴幼儿营养不良、生长停滞、免疫力下降，进而并发多种疾病甚至死亡。

三聚氰胺与三鹿奶粉

三鹿奶粉事件

时隔几年，问题奶粉重新抬头，这就是三鹿奶粉事件。石家庄三鹿集团曾是集奶牛饲养、乳品加工、科研开发为一体的大型企业集团，是中国食品工业百强、农业产业化国家重点龙头企业，也是河北省、石家庄市重点支持的企业集团，连续6年入选中国企业500强。企业先后荣获全国“五一劳动奖状”、全国先进基层党组织、全国轻工业十佳企业、全国质量管理先进企业、科技创新型星火龙头企业、中国食品工业优秀企业等省级以上荣誉称号二百余项。三鹿奶粉产销量连续15年实现全国第一，2005年8月，“三鹿”品牌被世界品牌实验室评为中国500个最具价值品牌之一，2007年被商务部评为最具市场竞争力品牌。“三鹿”商标被认定为“中国驰名商标”，产品畅销全国31个省、市、自治区。

2008年9月8日，《兰州晨报》率先报道了甘肃14名婴儿因食用“某品牌奶粉”而致肾结石。该新闻被媒体广泛转载后，各地的媒体也纷纷报道本地发现有婴儿疑因食用“某品牌奶粉”而患肾结石的案例。

9月9日国家质检总局组织展开调查，并对奶制品进行抽样检验。

9月11日“某品牌奶粉”被证实为三鹿奶粉，有关部门随即展开调查，当晚卫生部发出通告，立即停止使用受污染的三鹿奶粉。

9月12日，三鹿集团称部分批次奶粉受到三聚氰胺污染，发布产品召回声明。

9月13日，党中央、国务院启动国家重大食品安全事故I级响应机制，并成立应急处置领导小组。卫生部发出通知，要求各医疗机构对患儿实行免费治疗。

9月15日，全国共诊断食用三鹿奶粉的患儿1 253名，2名死亡。国务院决定全面检查奶制品，整顿奶制品行业，并表示坚决依法惩处违法犯罪分子，对负有责任的企业、监管部门和行政负责人要严肃追究责任，依法严肃处理。

9月16日，国家质检总局紧急在全国开展了婴幼儿配方奶粉三聚氰胺专项检查，共涉及109家企业，其中87家企业的婴幼儿配方奶粉未检出三聚氰胺，有22家企业69批次产品检出了含量不同的三聚氰胺。在检出三聚氰胺的产品中，三鹿牌婴幼儿配方奶粉三聚氰胺含量很高。

国家质检总局的阶段性检查结果发布后，在社会上产生了广泛影响。问题奶粉下架，封存，停止销售。出现了问题的企业，根据自身问题的大小，进行整改。三鹿集团破产，资产被三元集团收购。原三鹿集团董事长田文华被判无期徒刑。

三聚氰胺是什么物质？

三聚氰胺（英文名Melamine），是一种三嗪类含氮杂环有机化合物，重要的有机化工原料。分子式$C_3N_6H_6$，性状为纯白色单斜棱晶体，无味。溶于热水，微溶于冷水。由于三聚氰胺的含氮量为66%左右，加入牛奶可以增加氮的含量，从而让加了水的牛奶在蛋白质检测中能够过关。

我国目前通用的蛋白质检测方法“凯氏定氮法”是通过测出含氮量来估算蛋白质含量，蛋白质主要由氨基酸组成，其含氮量一般不超过30%。因此，添加三聚氰胺会使得食品的蛋白质测试含量偏高，从而使劣质食品通过食品检测机构的测试。有人估算在植物蛋白粉和饲料中使测试蛋白质含量增加一个百分点，用三聚氰胺的花费只有真实蛋白质原料的1/5。三聚氰胺作为一种白色结晶粉末，没有什么气味和味道，掺杂后不易被发现。

三聚氰胺会对人体产生怎样的危害？

三聚氰胺被认为毒性轻微，大鼠口服的半数致死量大于3克/千克体重。据1945年的一个实验报道：将大剂量的三聚氰胺饲料喂给大鼠、兔和狗后没有观察到明显的中毒现象。但实验显示，动物长期摄入三聚氰胺会造成生殖、泌尿系统的损害，膀胱、肾脏结石，并可进一步诱发膀胱癌。1994年国际化学品安全规划署和欧洲联盟委员会合编的《国际化学品安全手册》第三卷和国际化学品安全卡片说明：长期或反复大量摄入三聚氰胺可能对肾与膀胱产生影响，导致产生结石。三聚氰胺对人体健康的影响取决于摄入的量和摄入的时间，如果摄入的量大和时间较长，就会在泌尿系统如膀胱和肾脏形成结石。婴幼儿如果长期以添加了三聚氰胺的奶粉为主食，容易患肾结石。由于婴幼儿患病后又不能表达，不能使病情得到及时的检查和治疗，因此婴幼儿患病后的结果往往十分严重，有些甚至死亡。

苏丹红与毒辣椒

苏丹红名字的由来

首先要明确苏丹红与苏丹国没有关系。非洲的苏丹确实背了个莫须有的罪名。苏丹有一种红色天然植物饮料，人人爱喝，家喻户晓。很有可能的是，100多年前那位科学家发明此染料后灵机一动，联想到上述饮料，据此随意起了这么个名字。

苏丹红系列并非仅红色

苏丹系列色素并非仅是红色。苏丹红一号，其实有两种颜色：黄色和红色。苏丹（红）一号，又名苏丹黄，为暗红色粉末；此外，苏丹（红）二号是一种红色粉末，苏丹（红）三号是一种有绿色光泽的棕红色粉末，而苏丹（红）四号是一种深褐色的粉末。它们都是人工合成的染色剂，被大量地用在工业、化学、医学领域。苏丹红一号常用于工业方面，比如溶解剂、机油、地板蜡、汽车蜡、鞋油、香皂等产品的染色，在对石油进行鉴别时，通过用苏丹红一号着色以区分油样；制作生物切片时，可以使用苏丹红三号、四号对脂肪进行染色。

苏丹红为什么会对人体产生危害？

苏丹红是一种人工合成的偶氮类、油溶性的化工染色剂，

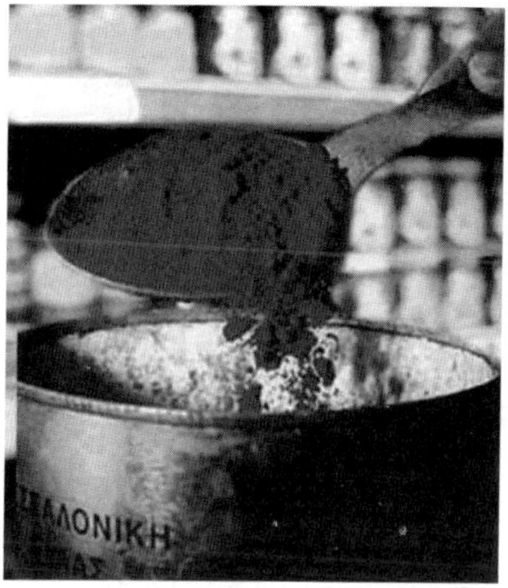

1896年科学家达迪将其命名为苏丹红并沿用至今。苏丹红被大量地用在工业、化学和医学领域，用于机油、汽车蜡和鞋油等工业产品，以及生化毒理学研究的着色剂等。苏丹红一号还有苏丹红二号、三号和四号等三个化学衍生物。当它所含的偶氮苯被降解后，就会产生一种中等毒性的致癌物“苯胺”。过量的“苯胺”被吸入人体，可能会造成组织缺氧，呼吸不畅，引起中枢神经系统、心血管系统受损，甚至导致不孕症。一旦苏丹红染色剂进入人体，其中的偶氮可能释放出苯胺，过量食用，会引起苯胺中毒。

有报告指出：在老鼠的皮下注射苏丹（红）一号色素可产生肿瘤，在人体内也可能造成人体肝脏细胞的DNA突变。专家介绍，当误食了含有苯胺的食物后，应该立刻给误服者漱口，饮水，洗胃后口服活性炭，再给以导泄。

20世纪70年代，国际癌症研究中心在动物实验中得出结论，认为苏丹红会引起大鼠、小鼠和家兔的肝脏和膀胱的癌症，并可能导致遗传物质的突变。虽然没有证据证明苏丹红同样能够引起人体的癌变，但学者普遍认为，苏丹红不能用于食品中。

苏丹红怎样造就了毒辣椒？

苏丹红一号是一种工业染料，成本低，染色效果好。经它处理过的食物色泽鲜亮、光彩诱人。就拿辣椒面来说，添加过苏丹红一号的就比天然的红艳，且色泽持久，即使长期置放、暴晒也不会褪色。因此，苏丹红一号成了不少黑心的食品制造商牟取暴利的工具。我们日常食用的可能含有“苏丹红一号”的产品包括方便面、熟肉、馅饼、辣椒粉、调味酱等。

双氧水与毒卤菜

看上去黄澄澄的猪脚、雪白的泡椒凤爪，精美的包装袋上标准代号、卫生许可证号、QS标志一应俱全，却极有可能是由几位妇女在苍蝇成群结队，臭水四处横流的普通民房里“精制而成”，甚至还含有有毒物质!

双氧水添加入食品中可起漂白、防腐和除臭等作用，可以消除病死鸡、鸭或猪肉表面的发黑、瘀血和霉斑。倒入双氧水加工后的猪脚，颜色清一色呈现白色，再加上色素后颜色显得很均匀、好看。鸡爪下锅前在加了碱和双氧水的水里浸泡。鸡爪在这样的水中浸泡10多分钟后，质地变软，然后再捞起来放在锅内煮几分钟，再放入泡菜水里浸泡一两个小时就是成品了，吃起来特别香脆。

工业用双氧水是广泛用于造纸业、纺织业的一种强氧化剂，人食用了含双氧水的食品，不仅会对人体消化道产生强烈刺激，还存在致癌、致畸和引发基因突变的潜在危险。双氧水可通过与食品中的淀粉形成环氧化物致癌，特别是消化道癌症。另外，工业双氧水含有砷等多种有毒有害物质，更是严重危害食用者的健康。

罂粟壳与毒火锅

和鸦片、海洛因相比，罂粟壳内的“有毒物质”虽然含量不大、纯度也不高，但其成分同样包括吗啡、可卡因、那可汀、罂粟碱等30多种生物碱。长期食用必将导致慢性中毒，最终上瘾。对“瘾君子”而言，食用罂粟壳起不到什么作用，但对绝大多数从未接触过毒品，尤其是对毒品有高度敏感性的人来说，罂粟壳火锅的“功力”却不可小觑。这些人吃过后，会或多或少地产生轻快感，表现在生理上，有的人可能脸部微微发红，有的人可能心跳加快，有的人可能容易打瞌睡，而有的人可能不易入睡。即使是对毒品不敏感的人，如果长期食用“罂粟壳火锅”，也会产生一定的依赖性。

“火锅店为吸引食客在底料中加入罂粟壳提味”的说法一直在社会上流传着，这并非空穴来风，而媒体的一些报道也证实了这样的传闻。面对添加罂粟壳可能对人民身体健康带来的危害，2009年3月30日，国家食品药品监督管理局发布通知，针对个别餐饮消费经营者在火锅中使用罂粟壳的违法行为，提出将严格依法查处。与此同时，中国烹饪协会也将罂粟壳火锅作为餐饮企业中重点打击的对象。

瘦肉精与毒肉

瘦肉精中毒事件

早在1990年，西班牙曾发生2起100多人的瘦肉精中毒事件。而我国最早的瘦肉精中毒事件发生在香港，1998年4月，香港有17名居民因食用内地供应的猪内脏而致中毒。

2006年9月，一批来自浙江海盐县的瘦肉精超标猪肉和内脏导致上海9个区300多人中毒。

2009年2月，广州出现了瘦肉精中毒事件，累计有70人左右出现中毒。导致中毒事件的生猪，是由个别不良生猪养殖户使用了违禁的瘦肉精喂养出来的，而生猪经销者伪造检疫合格证逃避检验，导致含瘦肉精的猪肉流入广州零售市场，最终导致大范围的中毒事件。

瘦肉精有什么危害?

瘦肉精的化学名称叫盐酸克伦特罗，又名盐酸双氯醇胺、氨哮素、克喘素，是一种人工合成的β_2-肾上腺素受体激动剂（β_2-激动剂）。它主要作用于内脏的平滑肌和心肌，具有强效松弛支气管平滑肌作用。因此，该物质最初是作为支气管扩张剂，用于防治哮喘、哮喘性慢性支气管炎及肺气肿等呼吸系统疾病所致的支气管痉挛。20世纪80年代初，美国一家公司的研究人员意外地发现，将一定量的盐酸克伦特罗添加在饲料中，能够改变营养物质的代谢途径，促进动物肌肉特别是骨胳骼蛋白质的合成，同时对脂肪合成有一定的抑制作用，从而可以促进动物生长，增加瘦肉率，并根据一定试验得出，如果在饲料中添加适量的盐酸克伦特罗，可以提高饲料转化率、生长速率和胴身体瘦肉率10%以上。所以，当时认为这是一种不可多得的饲料药物添加剂，并在世界各地进行推广应用，而我国也于20世纪80年代后期，在一些大专院校、科研院所进行了研发试验和推广试验，经过证明其作用效果十分明显。虽然这种饲料添加剂一直没有得到国家主管部门的认可，但是在利益的驱使下，我国许多地区的饲料加工企业和养殖户都开始推广应用。由于盐酸克伦特罗能提高动物瘦肉率，所以养殖户和饲料企业常把它叫做“瘦肉精”。

瘦肉精的危害

经大量试验结果证实，瘦肉精有毒，并因其半衰期长，在体内代谢慢等原因，人体对其的耐受量非常小，治疗用药时也都十分慎重。一些不法生产者将瘦肉精用在生猪饲养上。在育肥猪（60~70kg以上）饲料中添加瘦肉精，且用量很大，有时饲用浓度是治疗用量的10倍以上，而且时间很长，直至宰前。

由于瘦肉精进入动物体内有吸收快，分布广，脂溶性高，具有高残留性等特性。在动物体内的残留主要集中在肺、肝、肾脏及肌肉和脂肪组织中，在肝脏和肾脏中的积累性残留与剂量和时间成正比。这种物质的化学性质稳定，要加热到172℃才会分解，一般加热处理方法不能将其破坏。所以，烹调无法破坏它的毒性。当人们食用喂养瘦肉精的动物产品后，在15~20分钟左右就会出现类似植物性神经异常的中毒症状，如心动过速、低血钾、肌肉震颤、头晕、口干、恶心、呕吐、失眠甚至瘫痪等。特别对心脏病、糖尿病、高血压、青光眼、甲亢、前列腺肥大等病人危害性更大。由于瘦肉精的副作用或中毒危害大，我国政府于1997年发文明令禁止使用瘦肉精作为饲料添加剂，每年都要在全国范围内开展各种打击非法生产、使用、销售瘦肉精的专项治理活动。但一些利欲熏心的不法分子仍在使用，中毒事件时有发生。

双氧水与毒猪油

对怎么熬制猪油人们恐怕并不陌生，因为它很简单，只要把锅烧热了，放下肥肉就可以熬出猪油来。可在一些炼猪油作坊，炼起猪油来就像做实验，一会儿倒些液体进去，一会儿再倒点粉末进去，猪油的颜色也随之发生着变化。放进去的都是一些有害的化学物质，炼出来的又能是什么呢？炼出来的就是毒猪油。

不仅仅是有毒猪油在危害消费者的权益和健康，还发现有用泔水油炼制色拉油的案例。一些人大量收集饭店餐客吃剩下的饭菜，由于菜中含有大量的油和肉，一些不法作坊将其当原料炼制色拉油。其炼制过程中也要加入一些有毒有害的工业用原料。由于人们对市场上的油真假难辨，往往容易上当受骗，买了假油、毒油食用。

按国家的要求，正规猪油的炼制，应该用板油和肥肉，而那些碎肉、杂碎、猪内脏、种猪、有病的猪和垃圾猪是不许做原料来炼制猪油的。特别是那些搁置时间较久、较脏或腐烂变了质的猪肉，由于细菌的繁殖，有害物质的污染，都会在炼制过程中混入油中，人食用后就会对人体造成伤害。由于加工毒猪油的原料大都变质和散发臭味，而双氧水又具有漂白、改进气味和提高熔点的作用，所以不法作坊在炼制毒猪油时，往往用双氧水帮其造假，以便鱼目混珠。

许多作坊的老板既不懂法，也不懂化学物质的性质和毒性，但只要加工的食品能增白，能清亮，能消除异味，能挣钱，他们什么样的化学物品也敢用。到了造成中毒事件而被绳之以法的时候，才知自己犯了图财害命的罪行。由于假油、毒猪油的造假水平很高，作为广大消费者，光靠外观观察食用油，确实真假难辨，最好的办法是到正规的大商场选购有商标的品牌食用油。

甲醇与毒酒

在日常生活中，无论是家人团圆，亲朋好友相聚，欢庆节日，还是红白喜事，人们的餐桌上总是离不开酒。据有关统计资料显示，我国酒销量每年可达千万吨之多。

大家知道酒是用粮食、水果发酵以及食用酒精兑制而成的。在各类酒中，都含有不同含量的酒精，酒精的主要化学成分是乙醇。

近几年来，有少数不法分子为了牟取暴利，利用甲醇价格低于食用酒精，利润高以及消费者酒类知识缺乏等特点，大肆用工业酒精兑制含甲醇浓度极高的假酒出售，导致了不少消费者死亡或致残，造成了极其恶劣的影响。

甲醇有什么危害?

甲醇（CH_3OH），又叫做木精或工业酒精，常作为溶剂或用于许多其他工业项目上，如制作合成纤维、油布、鞋类、染料、爆炸物、抗冻剂、油漆、假漆、橡胶产品、甲醛、墨水等；甲醇亦可用作燃料；还可利用甲醇的活性，制作油漆除去剂及变性剂。虽然真酒中也含有微量的甲醇，但对其含量国家有严格的控制。甲醇中毒最常见的原因，主要为误用假酒，或是服用工业酒精。甲醇具有极强的毒性，当高浓度的甲醇进入人体后，可经乙醇脱氢代谢生成甲酸和甲醛。甲酸可导致严重的酸中毒；甲醛则对眼睛视网膜细胞具有极强的毒性作用，这是因为眼房水和玻璃体液内含水达99%以上，故该处甲醇含量最高，可导致视神经发生退行性病变，造成视神经萎缩甚至失明。成人致死量为60~250毫升，儿童致死量为8~10毫升，潜伏期为12~18小时。中毒按摄入甲醇量多少和个人体质而分为轻度、中度和重度中毒。轻度中毒呈醉酒状，有头痛、头晕、兴奋、恶心呕吐等症状。中度中毒则出现神志不清、步态不稳、眼痛、怕光、视力减退，并有酸中毒症状。重度中毒有剧烈的头痛、意识模糊、失明抽搐、昏迷、呼吸麻痹等症状，并可因呼吸衰竭而死亡。

也许有人会问：白酒中酒精的成分主要是乙醇，而甲醇又是有毒物质，但国家标准中，为什么允许有甲醇的成分在白酒中存在呢？何为真酒假酒？应该怎样定义？大家知道，白酒在生产过程中自然会产生甲醇、乙醇等有机物质，而甲醇和酒精的沸点很接近（分别在64℃和78℃左右），在蒸馏分离酒精时，就不可避免地带入微量的甲醇。鉴于甲醇毒性很大，有关部门在白酒的国家标准中明确规定，60度白酒中甲醇含量每百毫升不得超过0.04克。如果白酒度数低，其甲醇含量也会因被稀释而降低。适度饮用符合国家标准的白酒，对人体不会造成任何伤害。

针对真酒假酒的定义，有关打假部门明确指出：白酒生产分粮食发酵和食用酒精勾兑两大类，非这两种方式制造出来的酒都是假酒。不法分子为牟取暴利，有意用甲醇兑制而成的是地地道道的假酒。有些消费者认为假冒名牌的白酒也是假酒。不错，但这类假酒与甲醇兑制的白酒有着本质区别，严格地讲，用甲醇兑制的白酒根本不是国家标准中定义的酒，而是一种有毒的液体。

吊白块与毒豆腐、毒腐竹、毒馒头

都是“美白”惹的祸

产品讲究“卖相”，消费者们潜意识里认为豆腐、腐竹、馒头越白越好。有些不法商家厂家利用人们的这一心理，在这些食品的加工过程中直接大量地添加吊白块，以提高这些食品的外观感官效果，以次充好，欺骗消费者。此外，吊白块还可以给腐竹“增筋”，不仅能漂白，还能增强韧性。吊白块的价格很便宜，每千克大约只卖6元。一些豆制品老板在腐竹等豆制品中加入吊白块，不仅让腐竹变白，还能增强韧性、延伸性。劣质豆子加工的豆制品呈暗黑色，经吊白块漂白后，比优质豆子还要好看，并颇具韧性。

吊白块有什么危害？

吊白块是何物？吊白块又称雕白粉，化学名称为次硫酸氢钠甲醛或甲醛次硫酸氢钠，为半透明白色结晶或小块，易溶于水。高温下具有极强的还原性，有漂白作用。遇酸即分解，120℃下分解产生甲醛、二氧化硫和硫化氢等有毒气体。这些有毒气体可使人头疼、乏力、食欲差，严重的甚至可致鼻咽癌等。

吊白块的毒性与其分解时产生的甲醛有关。口服甲醛溶液10~20毫升，可致人死亡。口服甲醛溶液后很快吸收。人长期接触低浓度甲醛蒸气可出现头晕、头痛、乏力、嗜睡、食欲减退、视力下降等。甲醛的致癌性已引起国内外的高度关注。研究表明，甲醛易与细胞内亲核物质反应形成加合物，并引起DNA-蛋白质交联。造成DNA复制过程中某些重要基因丢失，导致DNA损伤。长期接触甲醛者中鼻腔或鼻咽部发生肿瘤增多。国际癌症研究组织1995年将甲醛列为对人体（鼻咽部）可能的致癌物。

近些年，含有甲醛的物质被广泛应用。建筑材料及家居装修材料中广泛使用甲醛，对人体造成了严重危害，有些不法商贩将甲醛添加进食物中，因甲醛易从消化道吸收，所以其危害不能低估，一定要坚决予以打击。甲醛进入人体后可引起肺水肿，肝、肾充血及血管周围水肿，并有弱的麻醉作用。甲醛急性中毒时可表现为喷嚏、咳嗽、视物模糊、头晕、头痛、乏力、口腔黏膜糜烂、上腹部痛、呕吐等。随着病情加重，出现声音嘶哑、胸痛、呼吸困难等表现，严重者出现喉水肿及窒息、肺水肿、昏迷、休克。长期皮肤接触可引起接触性皮炎。口服中毒者表现为胃肠道黏膜损伤、出血、穿孔，还可出现脑水肿，代谢性酸中毒等。对进食含甲醛食品引起不适者，应立即饮300毫升清水或牛奶。立即到附近医院治疗。甲醛中毒目前尚无特效解毒药，口服后应尽快洗胃。洗胃后给灌入30~60克活性炭及3%碳酸铵或15%乙酸铵（醋酸铵）100毫升，使甲醛变为毒性较小的六亚甲基四胺。可应用缓泻剂以加速毒物排泄。密切观察，防治上消化道出血。

基于以上甲醛导致的急性毒性和对人体健康的影响，美国环保局限定甲醛仅能在限定范围和应用量的条件下作为动物食品添加剂。根据收集到的资料，面粉及粉丝中检测出的甲醛浓度虽尚不足引起使用者发生严重的急性中毒，但其长期、潜在的影响应引起人们的高度重视。

加丽素红与毒禽蛋

平常我们对横挑鼻子、竖挑眼的人，就会说他是“鸡蛋里面挑骨头”。从鸡蛋里挑出骨头来这是不可能的事儿，可今天我们就是要在这鸡蛋里找出问题来。人们买鸡蛋的时候都会特别注意蛋黄的颜色，蛋黄颜色不同，价格就会不一样，然而在2004年，人们通过中国中央电视台节目每周质量报告了解到，那些所谓的红心鸡蛋却都是经过特殊处理的，添加了加丽素红的毒鸡蛋。

加丽素红有什么危害？

加丽素红是种类胡萝卜的色素，国际上对加丽素红添加到鸡饲料中有明确的规定，允许的剂量是每吨饲料当中不得超过

30克。而我们所看到的生产经营者完全无视色素添加量的规定，是滥加。

很多慢性病都跟色素添加有关，加丽素红实际上毫无营养价值，如果随意添加，超过标准含量，轻则危害胃、肠道，引起胃炎、胃溃疡，重则引起严重贫血、白血病、骨髓病变。如果长期吃含有人工色素添加剂的食品，会导致基因改变；如果女性长期吃色素食品，怀畸胎的可能性大大增加。鸡蛋是人们的日常食物，正常人可能每天都要吃一个，孕妇和哺乳的妇女可能还要多吃几个，如果鸡饲料里违规添加色素，对人的危害可想而知。

人工色素多属于焦油染料，在合成过程中容易受砷、铅等污染，我国允许使用的人工色素有8种，允许使用的范围是：汽水、配制酒、罐头、青梅等。颜色深的土鸡蛋不等于营养价值高，不法商家就是抓住了城市人的这种心理造红心假土鸡蛋，市民要提高警惕。

剧毒农药与毒韭菜

2004年春天一则消息令人震惊，在市场上，看上去肥厚、叶宽、个长、色深的韭菜都是用剧毒农药3911灌根（菜农给韭菜浇水采取漫灌方式，通过河渠和地垄直接把水漫进菜地里，在漫灌中，把3911直接或者通过水桶倒进水里，直接渗透到韭菜根部，俗称灌根）的。

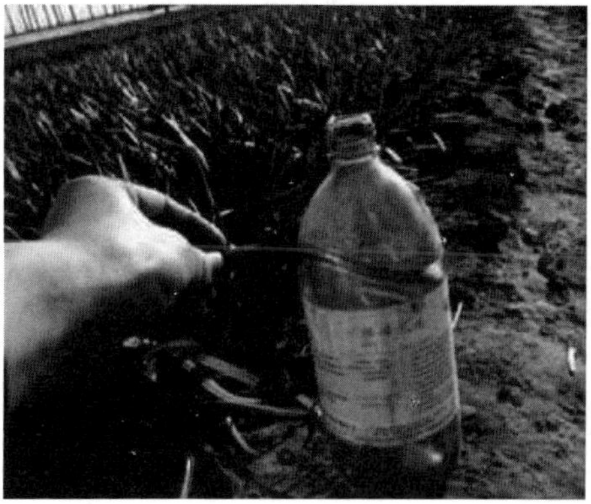

为什么要用剧毒农药？

种植韭菜最怕的一种害虫叫做韭蛆，它是一种钻食性地下害虫，专门为害韭菜的鳞茎。虫害轻者，韭菜生长受阻，植株瘦小无活力，商品性差；严重者造成韭菜缺苗断垄，减产明显，甚至毁园绝收。由于该虫主要在地下生活为害，难以防治，许多药物难以奏效。为了防治韭蛆保证韭菜生产，菜农选择了蔬菜上禁用的剧毒农药3911。由于3911的杀虫能力强，价格又较低，使用方便，所以一经使用，便成了防治韭蛆的特效药，而受到农民的欢迎。然而这样一来，韭蛆虽然防住了，却对环境和人的生命安全构成了巨大的威胁。

3911是什么？有什么危害？

3911是甲拌磷，一种剧毒有机磷农药，有效成分是O，O–二乙基–S–乙硫基甲基二硫代磷酸酯。由于其剧毒性，国家明令禁止用于粮食、蔬菜、茶叶等作物上。像这种直接用3911对韭菜进行灌根是绝对不允许的，其残留可导致食用者头痛、头昏、无力、恶心、多汗、呕吐、腹泻，重症可出现呼吸困难、昏迷、血液胆碱酯酶活性下降等。另外，3911在人体内不容易被分解，如果长期食用这种有毒韭菜，那么身体内的毒素会越来越多，从而造成更严重危害。

地沟油与毒油条

好像是在听人讲故事，不敢相信这是真的。凌晨，有人鬼鬼祟祟地挪开了下水道的盖子，一阵恶臭扑鼻而来。下水道里漂着厚厚一层褐色油状物，那就是清洗碗碟后的油脂、洗洁精及剩饭渣的混合物。他用大勺一点点地把油状物掏出来，倒进身旁的铁桶。待几个桶都盛满了，他便驾驶电动三轮车返回加工地沟油的土作坊。随着车子的颠簸，带着浓烈酸臭味的泔水洒了一路。土作坊隐蔽在他的责任田里，周围是大片的油菜花和麦子，不易被发现。土作坊分成操作间和储存间，中间由一条田埂隔开。操作间极其简单，近30平方米，由石棉瓦搭建而成，一口直径为1米的方砖池，四周被熏得黑漆漆的，地上积了厚厚一层油，人走在上面都粘鞋。肮脏不堪的锅台上，泔水已经开锅，臭气蒸腾间，赭色的油泡泡汩汩上翻，油烟呛得人睁不开眼。锅台下方，30多只大铁桶绕墙依次排开，杂色的桶身上污迹斑斑。点上柴火，他将泔水倒入池中。1小时以后，浮渣漂浮的泔水臭气蒸腾，直往外冒泡。油泡越来越多，他打开管阀，酱色的地沟油流入桶内。——这就是地沟油的形成过程，实在是令人作呕。

地沟油对人体的危害

地沟油加工过程中会产生大量恶臭气体、油污等有害物质，长期吸入会造成头晕、恶心。又脏又臭的垃圾水在无防渗层的情况下会渗入地下，污染地下水。而成品地沟油重回餐桌，更会产生无法估量的严重后果。据实验测定，地沟油的酸败指标远远超出国家规定，长期摄入，人们将出现体重减轻和发育障碍，易患腹泻和肠炎，并有肝、心和肾肿大以及脂肪肝等病变。此外，地沟油受污染产生的黄曲霉毒性不仅易使人发生肝癌，在其他部位也可以发生肿瘤，如胃腺癌、肾癌、直肠癌及乳癌、卵巢癌、小肠癌等。

地沟油炸出的毒油条

用地沟油炸出来的油条，更是令人发指。它不仅含有地沟油的有害致癌物质，更由于在高温状态下长期反复使用，与空气中的氧接触，发生水解、氧化、聚合等复杂反应，致使油黏度增加，色泽加深，过氧化值升高，并产生一些挥发物及醛、酮、内酯等有刺激性气味的物质，这些物质同样具有致癌作用。而油条之所以能够蓬松松金灿灿，那是因为其中加了明矾，明矾是一种食品添加剂，在油炸食品、水产品、豆制品、发酵粉、威化饼干、膨化食品、虾片中被广泛运用。由于明矾中含有铝，多食后对人体危害较大。据了解，长期使用铝含量较高的食品，会导致早衰；铝在脑中蓄积可引起大脑神经的退化、记忆力减退和性格改变，甚至老年性痴呆；铝蓄积量超过正常的5倍至16倍时，会抑制肠道对磷的吸收，干扰体内正常的钙、磷的代谢，导致骨质疏松、骨折等疾病，严重时会造成肾功能衰竭、尿毒症。铝离子还可以通过胎盘侵入胎儿大脑，使之形成大脑病变，增加痴呆儿的发生率；侵入人的大脑，造成记忆减退，智力下降，反应迟钝等症；沉积在骨骼中能导致骨质疏松、骨折、关节疼痛；沉积在皮肤中，会使皮肤弹性变低，皱纹增多；老年人消化力弱，长期食用含明矾的食物更容易增加体内铝的积累，导致老年痴呆的发生……世界卫生组织指出，人体每天铝的摄入量不应超过60毫克，油条中的明矾是含铝的无机物，如果1天吃50克至100克油条，便会超过这个量。

更为恐怖的是，为了使油条更为粗大、光亮、松软，有的小贩甚至用洗衣粉发酵面团。面粉发酵时要密封，下锅前1小时左右把密封的面粉打开，反复搓揉几分钟，然后通过切条、下锅、煎炸等程序，洗衣粉的气味会完全发散，炸出的油条则更加诱人。洗衣粉里面含有阴离子表面活性剂、非离子表面活性剂、聚磷酸盐软水剂、漂白剂、增艳剂等成分，人一旦食用含有洗衣粉的食物后，会出现不同程度的中毒症状。

目前无铝膨松剂早已研制成功，使用这种食物添加剂制作油条、馒头等面食，就不会使食物发生铝污染，也不会影响食品的加工效果，应提倡使用。不过无铝膨松剂的价格较明矾高出不少，这可能是一些商家不予采用的原因。

冰醋酸与毒醋

镇江的香醋以香气浓郁、酸而不涩闻名于世，至今已有百年的历史。一些销售商却反映，有少数醋厂生产的醋冒充镇江特产的牌子，但是味道却有点怪，醋酸酸的，没有甜甜的味道，有一种苦苦的味道，吃起来好像涩涩的感觉。这是为什么呢？

原来，为了降低成本，不仅用发霉变质的大米做醋，而且在做醋的过程中，还要掺过量的水，这样的醋为“水货”。“水货”的味道太淡，要调出正常食醋的口味，自然有一套办法。制作醋的过程中，会把一个塑料桶中的液体倒进做醋的池子里。桶里的液体散发出浓烈的刺鼻味。这就是冰乙酸，俗称冰醋酸。因为醋里兑了过多的水，味道就会变淡，添加冰醋酸可以提高酸度，加重醋的味道，但是加多了也会使醋发苦发涩，醋里面有苦涩的怪味就是因为添加了过多的冰醋酸。虽然国家有关部门三令五申，严禁用冰醋酸勾兑食醋，但是由于利益的驱使，还是有些厂家在用冰醋酸勾兑食醋。

这些害人的毒醋一旦食用，轻者食用以后会造成消化不良、腹泻，长期食用会危害身体健康。而用了工业冰醋酸后食醋可能会产生重金属砷、铅超标，对人体危害更大，因食用后易使人体中毒。工业冰醋酸勾兑的醋中，铅、砷等重金属含量高，容易导致人患血液病。

工业油与毒米

毒大米事件

2000年12月初，广州一消费者反映，他们全家食用了一种大米后，家里的人都拉肚子、头晕。经媒体曝光后，有关部门发现，这种掺有工业油的毒大米在广东各地均有销售。一时间，清查毒大米成为打假联合行动的重头。据统计，在广州、佛山、茂名等地相继查获有毒东北大米共245吨。

2001年7月底，广东省卫生、公安、工商等部门联合行动，对全市的大米仓储、生产、销售情况进行检查。清查了三个非法加工大米的仓库。查获用过期储备粮加工，含有黄曲霉毒素、矿物油等致癌物质的毒大米数吨。这些袋装过期大米储存在闷热肮脏的仓库里，大米上爬满了虫子，布满虫丝。加工前的原米发黄、发黑、发霉并有刺鼻的异味。经非法加工漂白抛光后，竟变成了晶莹剔透、闻不出异味的“优质大米”，分装进各种假冒的包装袋里，以低价批发给一些酒楼、集体食堂、粮油经销店，以及广东省的其他市、县及湖北等地。这些米被媒体称之为“毒大米”。

毒大米到底有多毒

毒大米一般都是过期的储备粮，按照有关规定，只能用作工业用途生产酒精。然而为了追求利益，不法分子在陈旧米中掺入白蜡油等工业用油，进行抛光处理而制成的，色泽明亮，对消费者有很大的欺骗性。这些工业用油中含有多种有毒物质，人食用后会出现急性中毒、严重腹泻、昏迷等症状。

黄曲霉是真菌的一种，普遍存在于空气和土壤中，在有氧、温度较高和潮湿的条件下容易生长，易在花生、玉米、大米、小麦、大麦、棉籽和大豆等农产品上生长毒素。黄曲霉毒素的急性毒性主要是肝脏损害，造成肝细胞变性、脂肪浸润、胆管增生等。黄曲霉毒素不仅引起家禽、鱼类、家畜和其他动物的肝癌等肿瘤，流行病学调查发现在粮油、食品受黄曲霉毒素污染严重的地区，人类肝癌发病率也较高。国际癌症研究所将黄曲霉毒素确定为人类一级致癌物。食用被黄曲霉毒素污染严重的食品后可出现发热、腹痛、呕吐、食欲减退，严重者在2至3

周内出现肝脾肿大、肝区疼痛、皮肤黏膜黄染、腹水、下肢浮肿及肝功能异常等中毒性肝病的表现，也可能出现心脏扩大、肺水肿、甚至痉挛、昏迷等症。

二氧化硫与毒银耳

什么是毒银耳

银耳，又名白木耳，质量上乘者称作雪耳。它被人们誉为“菌中之冠”，是名贵的营养滋补佳品。然而，现在市面上一些银耳非常白，鲜亮诱人，有的甚至还有一股刺鼻的气味，这样的银耳是经过特殊工序处理的。首先让我们认识一下自然生长的银耳和经过特殊处理的银耳有何不同。

同样是银耳，一种是淡黄色，而一种则是雪白的，这雪白的银耳之所以可以披上一袭白衣，其实是因为受了硫黄的熏制，会危害人体健康。

首先从色泽上看，没有经过硫黄熏蒸的银耳，颜色是很自然的淡黄色的，如果颜色很白，就要小心了。

其次从形状上看，好的银耳朵形是完整的，泡过以后不蔫不软；从气味上看，好的银耳的气味应该是自然芳香，如果能闻到刺激的气味，建议不要购买。银耳本身应无味道，选购时可取少许试尝，如对舌有刺激或辣的感觉，很可能就是用硫黄熏蒸过的。

在一些加工银耳的小作坊，作坊工人随意抓起黄色片状的东西往一个小锅里放，并用火点燃。紧接着，把小锅放进盖有薄膜的银耳地里，他们每天都要往薄膜里放进一次硫黄。原本发黄的银耳经过十几个昼夜的熏蒸，已经变得色彩鲜亮发白。这里的空气非常臭。工人们说，这里家家户户都用硫黄熏蒸天然银耳，这是他们习以为常的加工手段之一，由于白色银耳颜色好看，卖得快、价钱也高，如果不下雨，几乎每天都有经销商成批成批地收购。这些白色银耳都有二氧化硫残留，甚至有的残留量还不低。

这样，在小作坊里加工出来的毒银耳，又被运往较大的白色银耳加工收购点，等待分装处理后发往市场。只见在白色银耳加工收购点，一辆装满白色银耳的木板车进了仓库。在昏暗的仓库里，满地堆放着收回来的白色银耳，工人们正忙着对白色银耳进行挑拣，有的工人抽着烟，有的工人还不停地用脏鞋扫着地上的白色银耳，如果不是亲眼所见，很难想象这就是入口的食品。为了掩人耳目，他们一般都在晚上发货。

硫黄有什么危害

硫黄是一种化工原料，根据我国《食品添加剂使用卫生标准》规定，银耳属于食用干菌类，在加工过程中不得使用硫黄。硫黄燃烧后能产生二氧化硫，二氧化硫容易被湿润的黏膜吸收，进而对眼及呼吸道产生强烈的刺激作用。银耳经过硫黄熏蒸以后，二氧化硫会直接吸附在银耳当中，过高的二氧化硫对人体是有很大的危害性，会使人产生呕吐、腹泻、恶心等症状。

高毒磷化铝与毒木耳

黑木耳是一种营养价值比较高的山珍食品，有“素中之荤”的美称，在讲究营养的今天，很多人的餐桌上都少不了它。2003年，一些媒体记者在全国规模最大的木耳集散地暗访时发现，这个市场中一些无良小老板，竟大量炮制“毒木耳”，把一些坏木耳经过修剪整形后，加入白糖、淀粉和对人体有害的墨汁、硫酸铜、硫酸镁、水泥等调成的“配料”进行浸泡处理，使之摇身变成了“优质货”。这些毒木耳，不少已通过批发销往全国各地。把发霉、腐烂、变质的垃圾木耳用墨汁浸染，然后加糖、淀粉、硫酸铜、硫酸镁、卤水、尿素、明矾、氨水等有害物质后，再将木耳烘干，有时加水泥。为防虫添加作为农药使用的高毒磷化铝。因黑木耳的特点是吸溶性很大，硫酸铜比重大，硫酸镁很容易溶于水，因此放到水里以后，黑木耳就把硫酸铜和硫酸镁吸收进去。这些有害物质硫酸铜、硫酸镁、含镁盐、矾、氨氮等反复清洗都难以洗掉，因此残留在黑木耳中，对食用者造成危害。

硫酸铜一般用在杀虫剂上，硫酸镁则是一种致癌物质；同时，墨汁和油可以使木耳的色泽变黑变亮，硫酸镁、硫酸钠和糖可以增加木耳的重量。硫酸镁有泻药的功能，食用过量会导致血压降低。经卫生防疫部门检验后，有的毒木耳干湿比仅为1:3.64，大大低于标准值1:12（即50克黑木耳要发到600克）。

水解与毒酱油

谁家的厨房里都会有瓶酱油，一般人也都知道酱油是用豆子、麦子等原料酿造的，可现在市场上发现了另一种自称为“酿造”的酱油，是用一种液体和一些粉末的东西做出来的。酿造酱油的主要成分是氨基酸，而酿造酱油的一个重要检测指标，也就是氨基酸里氮的含量，使用一种所谓氨基酸液配制酱油，不但不需要用黄豆等原料来发酵，而且氮的含量完全能够达到酿造酱油的国家标准。

让我们先看看这种酱油的制作过程：在毒酱油制作作坊，生产这种酱油并没有用黄豆等原料进行天然发酵这道工序，而是用一种酱褐色的液体直接配制酱油。将一桶桶这种酱褐色液体倒进一口大锅里加热，这种液体叫做“氨基酸液”。作坊员工一边加热氨基酸液，一边往锅里加一种白色片状物，是“工业用氢氧化钠”。这种东西一加进去，锅里马上就冒出一股强刺激性的气体。这就是所谓的“调碱”，调碱能够除去氨基酸液里的氨盐，氨盐转化为氨气挥发掉以后，氨基酸液的口感才会变得更好。熬制一段时间后，往锅里倒进盐酸，调和氨基酸液的酸碱度。氨基酸液熬制一段时间，再进行过滤后，就可以用来配制“酱油”了。再按比例把自来水加进锅里，再加些红糖、工业肠衣盐，接着再倒进熬好的氨基酸液，原本一锅的清水，就开始有了酱油的模样，再加进去些焦糖色素后，一锅酱油基本上就熬好了。这些酱油并没有立即灌装，而是被转移到了另外一个大储存罐里。毒酱油制作工序到此还并没有完成，还需要再往罐子里加了一些增稠剂和酱油香精，所谓的酿造酱油就配制完成了。

那么这种能够直接用来配制酿造酱油的神奇氨基酸液又是什么做的呢？保准你怎么想也想不出来。是用人的毛发做的。

人的毛发里含有丰富的蛋白质，简单酸解后就能提取氨基酸。氨基酸液其实都是用人的毛发来加工的，经过简单分拣，这些污秽不堪的毛发不再作任何处理，就直接被送到机器里打松，然后打成包拉去投料。

从各地收来的毛发经过酸解加工成氨基酸液，一部分氨基酸液直接卖给附近的酱油厂配制成所谓的酿造酱油，为了运输方便，还把另一部分氨基酸液干燥成氨基酸粉，卖到距离较远的酱油厂，酱油厂再将氨基酸粉用水还原成氨基酸液后配制酱油。

除了毛发水外，不法商贩“生产”酱油的原料还有工业盐等等，有的干脆把自来水和酱色、食盐等掺在一起搅和就成了“酱油”。

这种用动物水解液、盐、色素、香精和水配制而成的“毒酱油”和普通酱油在感官上并无多大区别，唯一的区别在于毒酱油掺有香精，有一种刺激性怪鲜味，且味寡，鲜味持续时间短。而正常发酵酱油味道醇厚，香味持续时间长。食用这种毛发水解液配制的“酱油”，会使人慢性中毒、惊厥、致癌。这种“酱油”比色素+盐+水配制而成的三合一酱油更具欺骗性，更具潜在危害。

惊人的暴利是驱使部分不法酱油生产企业不惜昧着良心使用动物毛发水解液生产酱油的主要原因。

孔雀石绿与毒水产

人们在饭店就餐，稍微上点档次的消费都会叫上一条鱼，一来取其暗含年年有余的吉利内涵，另一方面，其丰富的营养价值也让众多消费者对其青睐有加。但是，市场上有一些鱼居然是使用对人体有致畸、致癌作用的化学物品孔雀石绿处理的。孔雀石绿这种国家明令禁止使用的药物，在水产品的生产、运输过程中仍被一些养殖户和鱼贩普遍使用。

孔雀石绿是一种带有金属光泽的绿色结晶体，又名碱性绿、严基块绿、孔雀绿，它既是杀真菌剂，又是染料，易溶于水，溶液呈蓝绿色。科研结果表明，孔雀石绿具有高毒、高残留和致癌、致畸、致突变等副作用。鉴于孔雀石绿的危害性，许多国家都将孔雀石绿列为水产养殖禁用药物。我国也于2002年5月将孔雀石绿列入《食品动物禁用的兽药及其化合物清单》中，禁止用于所有食品动物。但是，因为其价格便宜，而且其治疗水霉病等的功效是其他药物所“不能替代”的，所以利益的驱动使得孔雀石绿并没有退出渔业市场。长期以来，渔民都用它来预防鱼的水霉病、鳃霉病、小瓜虫病等，而且为了使鳞受损的鱼延长生命，在运输过程中和存放池内，也常使用孔雀石绿。

养殖户称，鱼会生水霉病、出血病等，要经常喂药防治才行，而且鱼塘要经常杀虫、杀菌。谈及如何为鱼防病治病，养殖户说，3月份撒鱼苗时，他们都用孔雀石绿把鱼苗浸泡十几分钟，然后再把鱼苗投进鱼塘。如果发现鱼在成长期再得病，渔民还会把适量的孔雀石绿直接投放到鱼塘内，“放其他药不但成本高，效果也不明显”。在他们那里只要是养鱼的就少不了要用孔雀石绿，“国家虽然不让用，但人们都在偷着用”。

业内知情者还透露，鱼从鱼塘到当地水产品批发市场，再到外地水产品批发市场，要经过多次装卸和碰撞，容易使鱼鳞脱落。掉鳞会引起鱼体霉烂，鱼很快因此死亡。为了延长鱼生存的时间，绝大多数贩运商在运输前都要用孔雀石绿溶液对车厢进行消毒，而且不少储放活鱼的鱼池也采用这种消毒方式。同时，一些酒店为了延长鱼的存活时间，也投放孔雀石绿进行消毒。而且，使用孔雀石绿消毒后的鱼即使死亡后颜色也较为鲜亮，消费者很难从外表分辨。

各式各样的毒瓜子

炒瓜子实惠好吃非常畅销，但一些街边小摊点炒出来的散装瓜子不仅卫生状况令人担忧，更重要的是有不法商贩为节约成本、提高瓜子的品相，竟然往瓜子里添加亮蓝、明矾、滑石粉、石蜡、硫黄等对人体有害的工业原料。

张先生在一家小农贸市场的小摊点买了一袋散装绿茶瓜子，晚上回家，全家人坐在沙发上边嗑瓜子边看电视，突然女儿大叫了一声：“爸爸，你的舌头怎么是绿色的啊！”张先生站在镜子前一照，自己也吓了一跳，舌头表面附着了一层绿色，张先生怀疑这种瓜子是街头黑作坊生产的。抓一把绿茶瓜子，放入盆中加入半盆水浸泡，不到两分钟，盆里的水变成了浅绿色，而刚才绿茶瓜子也脱下了绿色的外衣，逐渐露出了本来面目，很明显，瓜子被人染了色。

那么真正的绿茶瓜子与这些上色的绿茶瓜子有哪些区别呢？据业内人士透露，真正的绿茶瓜子应该是用茶叶或绿茶粉煮出来的，不会褪色。用绿茶煮瓜子不仅需要大量的绿茶，还需要多道复杂的工艺流程，成本很大，加工周期也长，所以只有不多的一些正规、有实力的企业才选择这种方法；另外使用合格的绿茶粉作为加工原料，也是大多数正规厂家的选择。绿茶粉是茶树鲜叶高温蒸汽杀青经特殊工艺处理后，瞬间粉碎的细微粉体绿茶，它保持了绿茶原有的营养、药理成分，不含任何化学添加剂，并赋予各类食品的天然绿色和特有的茶叶风味。同时还有效地防止食品的氧化变质，延长食品保持期。业内人士说："假冒的绿茶瓜子多加入了色素（如亮蓝），色素的成本很低。"

亮蓝是一种食用色素。《食品添加剂使用卫生标准》明确规定，色素的使用必须在规定范围内，并按规定限量使用，否则会对人体健康造成危害。长期食用含有超范围、超限量人工色素的食品，会严重伤害肝脏功能。

除了散装的绿茶瓜子存在染色问题外，其他种类的散装瓜子是否就会让人吃得放心呢？一些散装的白瓜子和黑瓜子问题也不少。

某农贸市场附近，一个摊主边炒瓜子边卖瓜子，摊主时常趁周围没人时向炒锅里添加一些白色物质，这是什么呢？原来桌子下的纸箱里藏着两包明矾和滑石粉。

为什么要在炒瓜子时加入明矾和滑石粉呢？业内人士称，很多不法摊主在炒瓜子之前都要先煮瓜子，这时放入有吸水功能的明矾，可使瓜子不易受潮变软。为了保证瓜子外观光亮，还要进行“抛光”，抛光时一般都用滑石粉。

明矾和滑石粉中都含有铝，所以加入它们的炒瓜子对人有很大的毒害性。铝本身很容易在人体中蓄积，比如说在大脑、肾、肝、脾等器官中都可能产生蓄积，会危害神经、造血系统及消化系统。

二号红与毒蜜饯

有人说在商场里看到“情人梅”、“相思梅”这样的蜜饯，就会给人一种幸福、甜美的感觉。然而2004年，人们在中国中央电视台的每周质量报告上看到了一些食品厂生产“情人梅”、“相思梅”的过程，就再也没有甜美的感觉了。

毒蜜饯的炮制

毒蜜饯的炮制过程，一般有以下几个步骤。先是将李子原料浸泡，再用硫黄熏蒸，熏蒸之后，李子就不会烂，被硫黄熏过四五个小时后，这些李子被再次倒入池里用糖水腌渍。然后向本已吃足了糖分的李子中再加进一些糖精、甜蜜素、柠檬酸和盐等来调味。调好味后，还要再给李子用“二号红”上色。此外，出厂前，还要再打扮一番，精心包装，冒充“情人梅”推向市场。打扮了的“情人梅”外观会比较漂亮，很有欺骗性。消费者一般很难认清楚。这种用保鲜粉、硫黄、金黄粉、工业明胶等原料加工出来的“情人梅”、“相思梅”等等，都是以散装或小包装的形式批发到各地。

二号红有什么危害

在毒蜜饯的生产过程中，对人体危害最大的是二号红。二号红俗称金黄粉，是一种工业用的原料，是强致癌物，而工业盐、糖精、甜蜜素、柠檬酸等化学物质大剂量使用也会对人体有害，这些有毒物质会对肠胃功能有影响，轻则引起恶心、呕吐，重则造成食物中毒，而人体摄入过多着色剂易导致基因突变、致畸甚至致癌等。

第二章

解读《食品安全法》

这天是2009年6月1日，小王又在给小李抱怨："我目前的情况是吃荤的怕激素，吃素的怕毒素，喝饮料怕色素，能吃什么心中没数，有谁可以告诉我，这个世界，还有什么是没有毒的，可以放心吃的？"自从上次小王找了些报纸杂志给小李看后，小李的进步很快，并且特别关心食品安全问题。小李听小王这么一说，立即找来一本小册子，说："食品安全法实施啦，看看吧，以后会好多啦。"那么这部法律又有些什么内容，对我们的生活会有什么样的影响呢？就让我们一起来了解一下吧。

《食品安全法》的缘起

层出不穷的食品安全事件早已引起了党和政府的高度重视，改革开放后才解决了温饱问题的中国，明确提出要把食品安全作为新阶段关系国计民生的大事来抓。国家各相关部门陆续制定了《食品卫生法》《产品质量法》《农产品质量安全法》与《饲料和饲料添加剂管理条例（修订草案征求意见稿）》等法律法规以及涉及农药、兽药、屠宰等方面的行政法规，建立起了从田间到餐桌的食品安全法律体系，在很大程度上保障了食品安全。与此同时，中国食品安全方面还存在一些突出问题，如：食品标准不统一，有些指标不够科学；一些企业的社会责任意识不强，不能严把食品安全关；制裁力度不够，导致假冒伪劣屡禁不止；食品检验机构不够规范、责任不够明确；食品安全监测评估机制缺乏，信息公布不规范；部门多头监管，职责交叉等。

为此，全国人大和国务院开展了广泛深入的立法调研，2009年2月28日《中华人民共和国食品安全法》获全国人大常委会审议通过，自2009年6月1日起实施，《食品卫生法》同时废止。该法建立了统一协调、地方政府负总责，分段管理、各部门各司其职的食品安全全过程监管制度；引入了国际上行之有效的先进管理理念，建立了食品安全风险监测和评估制度；建立了统一的食品安全国家标准制定、食品检验、信息发布、事故处理等制度；强化企业责任，在此前提下，建立了生产经营许可、索票索证、不安全食品召回、惩罚性赔偿等制度，加大违法行为处罚力度。

根据《食品安全法》规定，质检部门负责食品生产和进出口环节的监督管理。为适应《食品安全法》实施，国家质检总局清理现行的涉及食品安全监管的规章和规范性文件；严格市场准入，开展食品安全大检查，严抓食品添加剂和非法添加物专项整治，加强食品质量安全检测能力建设，研究建立以准入、追溯、召回、退出制度为核心的质量安全监管长效机制等。

据统计，中国现有食品企业大约有50万家，规模以上企业虽然只有2.6万家，但其产品的市场占有率达到72%。分析人士指出，大中型企业食品安全水平提高了，中国的食品安全就在很大程度上有了保障。《食品安全法》将为系统有序地解决当前食品安全问题提供法律制度保障，开启中国食品安全监管的一个新阶段。

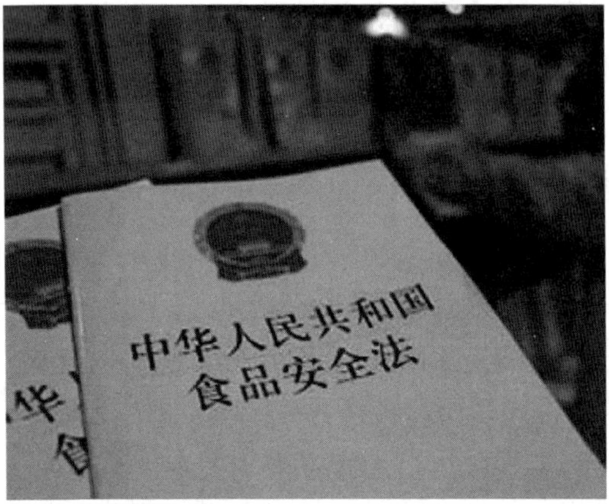

20世纪80年代《泰晤士报》发表了一篇文章，认为西罗马帝国是由于“铅中毒”而衰亡的。罗马城的供水管道是用铅制的，随着时间的流逝，铅逐渐被锈蚀，长期使用这种铅水管的罗马人智力因此下降，以至于到了公元5世纪时，他们已缺乏应付帝国内危机所必要的智力。有人觉得这是危言耸听，其实，这是给我们人类敲响食品安全的警钟。

我们把食品安全与罗马铅中毒事件相提并论并非惊世骇俗。事实早已得出结论，形形色色的有毒有害食品造成了千千万万人的急慢性中毒，影响人的神经中枢，甚至导致了畸胎、癌变等，用法制的力量来阻击它们的侵害势在必行。对于一般老百姓而言，也只有在认真学习《食品安全法》的基础上，才能提高我们在日常生活中防范假冒伪劣食品的能力，并在思想上构筑起一道食品安全的防线。

哪些食品是有毒有害食品

有毒有害食品主要是指这11类食品：

1. 用非食品原料生产的食品或者添加食品添加剂以外的化学物质和其他可能危害人体健康物质的食品（如三聚氰胺奶粉），或者用回收食品作为原料生产的食品；

2. 致病性微生物、农药残留、兽药残留、重金属、污染物质以及其他危害人体健康的物质含量超过食品安全标准限量的食品（如豆奶中毒）；

3. 营养成分不符合食品安全标准的专供婴幼儿和其他特定人群的主辅食品（如阜阳问题奶粉）；

4. 腐败变质、油脂酸败、霉变生虫、污秽不洁、混有异物、掺假掺杂或者感官性状异常的食品；

5. 病死、毒死或者死因不明的禽、畜、兽、水产动物肉类及其制品；

6. 未经动物卫生监督机构检疫或者检疫不合格的肉类，或者未经检验或者检验不合格的肉类制品；

7. 被包装材料、容器、运输工具等污染的食品；

8. 超过保质期的食品；

9. 无标签的预包装食品；

10. 国家为防病等特殊需要明令禁止生产经营的食品；

11. 其他不符合食品安全标准或者要求的食品。

认清了哪些是有毒有害食品，那么我们对生活中的健康食品就要持欢迎的态度。

喝符合标准的牛奶

自从三鹿奶粉检测出三聚氰胺，并发现上千例因饮用三鹿奶粉而导致婴幼儿肾结石的事件后，人们对如何饮用牛奶已无所适从。

我们到底怎样才能安全地饮用牛奶呢？

首先，我们应该相信政府有关职能部门的指导。

目前，针对三鹿毒奶粉事件，中华人民共和国卫生部、中华人民共和国工业和信息化部、中华人民共和国农业部、国家工商行政管理总局、国家质量监督检验检疫总局出台了婴幼儿乳粉不得高于1mg/kg，其他不得高于2.5mg/kg的三聚氰胺控制标准。于是，人们质疑，怎么可以允许奶粉中含有三聚氰胺？这不是鼓励不法商人继续在牛奶及奶制品中添加三聚氰胺吗？我认为，从专业的角度讲，政府有关部门的这一规定，是无可厚非的。因为，规定奶制品三聚氰胺含量为零，在事实上是做不到的，而且也是不科学的。

这个规定强调，三聚氰胺不是食品原料，也不是食品添加剂，禁止人为添加到食品中。三聚氰胺是不允许人为添加到食品中的，但并不表示在食品中就没有。事实上，三聚氰胺并不仅仅是人为添加进去的，其他的来源是有可能的，比如食品包装材料。

三聚氰胺作为化工原料广泛用于塑料、涂料、黏合剂、食品包装材料的生产。因此，三聚氰胺可能存在于我们的环境当中。如果食品在环境中接触到，就可能有非常少量的三聚氰胺存在于食品中，所以政府有关部门不可能规定它的含量是零，不可能规定食品中完全不得检出。任何有毒化学物质，只有到一定的量才能产生毒害。如果作出这样的规定，那么，我们日常食用的大米、面粉、蔬菜，由于使用农药，很难不带微量三聚氰胺，我们便无物可食；我们日常喝的自来水，其标准中规定砷、氯等有毒物质的限量并非是零，如果含有一点点砷这种剧毒物质便不能喝，我们便无水可喝。

我们的目标是要控制人为掺假的行为，控制那些有意地、非法地把三聚氰胺添加到乳和乳制品当中去的行为，所以从管理的角度规定了今天这样的标准。这是用于国家实施行政监管的标准，而不是允许人为添加三聚氰胺。事实上，这个规定的标准量要远低于对人体产生危害的摄入量，低于这个限量的奶制品便是安全的。同时，按照这个标准，便可检测人为添加三聚氰胺的产品，从而有力打击毒奶粉的制造者。也就是说，如果食品中三聚氰胺含量低于这个标准，那么很可能是在环境中被污染的，如果高于这个标准，那么就可以怀疑有人为掺假的可能。

这个限量标准，并不是我国有关部门的独创，我国的香港地区，澳大利亚、新西兰、加拿大、欧盟都是控制在这样一个水平。美国没有对婴幼儿配方奶粉制定控制的限量，但对奶制品制定了三聚氰胺含量低于2.5mg/kg的标准，跟我国制定的临时监管标准一样。

所以，我们可以放心食用符合标准要求的牛奶及奶制品。我们还有一点可以提示大家的是，喝鲜牛奶制品，以购买本地的名牌产品为好。鲜奶制品，是不宜于长途运输的。鲜奶要“鲜”，应该喝最近制造，保存时间最短的牛奶制品。

豆浆不能代替牛奶

自从毒奶粉事件发生以来，许多人对诸多名牌奶粉检出三聚氰胺产生了一种莫名的恐惧，不敢再吃奶粉，纷纷选用豆浆代替牛奶。那么，豆浆能代替牛奶吗？

事实上，豆浆并不能代替我们早餐中那杯必须喝的牛奶。

首先，牛奶的消化率高达90%以上，其必需氨基酸比例也符合人体需要，属于优质蛋白质。而豆浆中的蛋白质消化率较低，仅为65%，其必需氨基酸比例不符合人体需要，其中，蛋氨酸缺口较大，产生的废物较多，增加了肾脏的负担。因此，医生对患有急性肾炎等肾功能低下者，都要嘱其慎用大豆及其制品，加上豆浆及其他豆制品含有较多的嘌呤，对痛风患者不很适宜，在痛风的急性期是禁用的。

其次，对于正常人来说，豆浆也无法取代牛奶。从补充钙的角度看，每毫升牛奶中含1毫克多的钙，成人每天喝300毫升的牛奶，就能补充每日必需摄入量1/3的钙；而尽管大豆含钙量也很高，可豆浆中由于加入了10倍左右的水，大大降低了钙的比例，通常同等容量的豆浆中钙的含量只有牛奶的1/7。而且，牛奶中钙、磷、钾的比例适当，容易被人体吸收，是膳食中钙的最佳来源。大量研究表明，饮奶有利于儿童青少年的生长发育，可增加其骨密度，从而推迟成年后发生骨质疏松的时间；中老年人饮奶可减少其骨质丢失，有利于骨骼健康。因此，《中国居民营养膳食指南》中就建议每人每天饮奶300克或相当量的奶制品。

牛奶的好处还有许多，比如牛奶的脂肪含量约为3%~4%，并以微脂肪球的形式存在，有利于消化吸收。碳水化合物主要为乳糖，有调节胃酸、促进胃肠蠕动和促进消化液分泌的作用，能促进钙、铁、锌等矿物质的吸收以及助长肠道乳酸杆菌繁殖，抑制腐败菌的生长。

豆浆和牛奶比较，豆浆还有许多不如牛奶的，如豆浆中维生素C含量远低于牛奶，锌、硒、维生素A、维生素B_2含量也比牛奶低，且其中植酸含量较高，如果过量食用，可能会影响铁和锌等矿物元素的生物利用。

当然，豆浆的一些优点也是牛奶没有的，牛奶和豆浆各有所长，如牛奶钙含量高，豆浆中有丰富的钾镁；牛奶中维生素A和B族维生素含量丰富，豆浆中维生素E和维生素K较多；豆浆中含有丰富的大豆异黄酮，可减少更年期妇女钙流失，而牛奶中含有促进钙吸收的乳糖和维生素D。

所以，虽然牛奶和豆浆有许多相似的营养特点，但毕竟是两种不同的食品，不能互相替代。科学饮食讲究的是食物之间的互补和总体平衡，牛奶和豆浆也不例外。中国营养学会推荐的平衡膳食中明确指出，食物应该多样，每人每天平均需要奶及其制品100克，豆类及其制品25克。由此可见，如果条件许可，每天最好既喝牛奶又喝豆浆。这样两种食物可取长补短，在营养上可起到互补作用。

《食品安全法》制定的必要性

几年来，食品安全事件不断发生，表明我国在食品的生产、管理等环节存在一些问题，也表明《食品卫生法》与现行社会经济的发展不相适应，制定《食品安全法》的呼声也日益高涨。经过许多努力，《食品安全法》终于在2009年2月28日发布。可以说，《食品安全法》既是新阶段食品安全保证的法律依据，又是对相关人员的行为要求。

纵观整部法律，既有生产规定、产品规定、违法处罚规定，又有执法主体的规定，基本涵盖了从田间到餐桌整个食品生产、消费过程中所有环节、所有相关参与者的行为规范。

《食品安全法》制定的必要性主要体现在两个方面：

1. 《食品卫生法》已不适应当前的社会经济形势

《食品卫生法》在制定之初，对我国食品的卫生安全质量起到了重要的作用，但随着经济的发展，《食品卫生法》已不适应目前的食品安全管理。

其主要问题包括：

《食品卫生法》对食品监管部门的分工较为笼统，造成了各部门之间管理上既有交叉又存在盲区，造成了食品市场的混乱。随着社会经济的发展，《食品卫生法》的处罚力度对违法者起不到威慑的力量，使得我国食品安全事件中假冒伪劣产品泛滥，从苏丹红到三聚氰胺等也被不法商人用于食品的制假造假。

2. 社会的发展呼唤更科学有力的法律来保障食品安全

全球经济一体化的发展，使各国生产的食品有可能成为全球的食品，我国是一个农业大国，产品以物美价廉而畅销国外，如我国生产的鸡胸肉因为属于人工拔取，非常完整，也非常干净，深受欧洲各国经销商的喜爱，但因为经常出现兽药残留不符合欧盟规定而被限制出口。

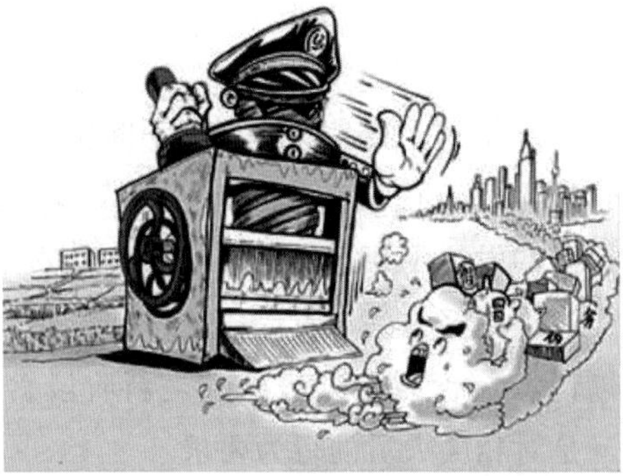

受发达国家限制，我国食品还有蔬菜、水产品等被限制出口，这种现象不仅影响了我国食品企业的发展，更是对我国

名誉造成重大损失。因此，通过制定更科学有力的保障食品安全的法律，不仅是国内市场的需要，也是突破技术壁垒，进入国际市场的需要。

《食品安全法》有何特点

《食品安全法》特点很多，最重要的有以下几点：

1. 将《食品卫生法》改为《食品安全法》，虽只有两字之差，却有本质的区别。

1995年10月30日开始施行的《食品卫生法》，对保障食品安全发挥了重要作用，但是由于食品检验不够规范、责任不够明确，以及食品监管方面存在空白等问题，食品安全事件接二连三地发生。尤其是在第三次审议之前，“三鹿奶粉”事件暴露的食品添加剂等问题，如何解决，都需要法律反复推敲，如今出台的法律都作出了回应。该法从“卫生”到“安全”，不只是两个字的改变，更是监管观念上的转变，即从注重食品干净、卫生，对食品安全监管的外在为主，转变为深入到食品生产经营的内部进行监管，这个转变的目的就是要解决食品生产经营等环节存在的安全隐患。也就是说，国家把食品安全放在食品生产经营监管的第一位，体现了国家对公民的人文关怀。

2. 五大制度创新构筑食品安全“新防线”

对食品安全的监管机制，以前人们笑称“五龙治水等于无龙治水”。我国的监管模式原来是食品卫生部门一家负责，但是由于食品生产的链条比较长，从农田到餐桌，一个部门管理力不从心，所以形成了多部门管理的监管体制，但多部门管理易出现管理空白等问题。

食品安全法的颁布与实施，能否弥补现有的监管漏洞？又将如何降低食品安全风险？与原来的食品卫生法相比，有哪些制度创新和突破？

为了解决这个问题，《食品安全法》重新明确了各个部门的监管职责，确立了分段监管体制，主要是卫生、农业、质检、工商、食品药品监管各司其职，分别负责对食品安全风险的评估、食品标准的制定，对初期农产品，对食品生产环节、食品流通环节和餐饮服务方面的监管，即从原料到产品、从生产到流通、餐饮的全程监管。在此基础上，设立国务院食品安全委员会，加强对各个监管部门监管工作的协调和指导。这是一个刚性机构，真正发挥协调、组织、惩治、监督等职能作用。在全程监管分段实施的过程中，各部门锁定责任，实现无缝对接，纵向到底，横向有边，不能留任何真空。

通过这些措施，政府在食品安全监管体制、风险监测等方面设立五道“新防线”，使公众吃到放心食品。

第一道防线是监管：突出全程　环环紧扣

从“田间”到“餐桌”，我国食品生产经营的各个环节都有“重兵把守”：农业、质监、工商、卫生……

为加强全程监管，食品安全法对各部门的监管职责给予进一步明确：

——国务院卫生行政部门承担食品安全综合协调职责，负责食品安全的风险评估、标准制定、信息公布等，组织查处食品安全重大事故。

——国务院质量监督、工商行政管理、国家食品药品监督管理部门分别对食品生产、食品流通、餐饮服务活动实施监督管理。

此外，食品安全法还加强了地方政府的监管职责：县级以上地方人民政府统一负责、领导、组织、协调本行政区域的食品安全监督管理工作，建立健全食品安全全程监督管理的工作机制。

监管体制调整后，各部门要担负起各自的职责，将工作做到实处，这样才能真正做到食品安全监管既不交叉，又不脱节，才有可能做到环环相扣、无缝衔接，才能串起完整的食品安全监管链条。

第二道防线为风险监测评估：安全评价由“事后”提至“事前”

从阜阳劣质奶粉事件到苏丹红、福寿螺、多宝鱼，再到“三鹿事件”，回顾近年来发生的食品安全事件，几乎所有事件都是先被消费者或媒体披露出来，监管部门则总是慢一拍，这导致出现问题后，消费者常常因听不到权威声音而无所适从。

要想及时发现食品中可能存在的安全隐患，必须转变只注重“事先许可、事后抽检、出了事故进行处罚”的传统监管方式，加强风险的监测和评估。为此，食品安全法中明确“国家建立食品安全风险监测制度”，相关部门要制定、实施国家食品安全风险监测计划。这一条款意味着相关部门应将食品的风险监管关口提前，主动对食源性疾病、食品污染和食品中有害因素进行检测，防止对人体健康的危害。这也是获得食品安全风险评估的重要依据之一。

在此基础上，食品安全法还对建立食品安全风险评估制度做了规定，要求成立由医学、农业、食品、营养等方面专家组成的食品安全风险评估专家委员会，对食品安全风险进行评估。

建立食品安全风险监测与评估制度，意味着我国食品安全监管的重点由外在表面现象为主，深入到食品内在的安全因素，这是一个较大的转变。

第三道防线为安全标准：制定统一食品国标

我国食品安全标准和“不标准”一直是我国食品安全监管的软肋。

一方面，我国的标准太老太少，未与国际接轨。我国原《食品卫生法》制定于1995年，其中仅规定了291条食品农药残留指标，而国际食品法典却规定了2439条农药残留标准。

另一方面，我国食品标准又太多太乱，卫生标准、质量标准、国家标准、企业标准……各标准间重复交叉、层次不清。

从苏丹红到孔雀石绿，从夺命果冻到可能致癌的PVC保鲜膜……标准的陈旧与缺失让食品安全的防线一次次失守。为此，食品安全法明确了统一制定食品安全国家标准的原则，要求国务院卫生行政部门对现行的食用农产品质量安全标准、食品卫生标准、食品质量标准等予以整合，统一公布为食品安全国家标准。

建立科学、统一、权威的食品安全标准体系，不仅为保障食品安全奠定坚实基础，还有效杜绝各个执法部门法出多门、各自为政的现象。

标准就好像是食品安全的“防火墙”，这面墙不但要完整统一，而且要不断地加固加宽加厚，才能真正起到安全防护的作用。

随着技术的发展，新食品不断增多，食品标准的升级、更新也是迫在眉睫的任务。据悉，卫生部已将食品中农兽药残留限量、有毒有害污染物、食品添加剂使用限量等标准的修订工作列为近期的优先领域。今年还要完成国家乳品质量安全标准修订。

第四道防线为严禁擅自添加食品添加剂

生猪饲料添加“瘦肉精”、敌敌畏泡火腿、牛奶里加三聚氰胺……近年的食品安全事故基本都是生产者为美化食品、降低成本违规添加非食用物质所致，但食品添加剂却因此背上骂名。

同时，食品添加剂本身在使用中也存在监管不力、滥用突出等问题，导致社会上“谈添加剂色变”。

目前我国有1800多种食品添加剂。当然，食品添加剂有不少是不能不添加的，如防腐剂。但是，食品添加剂必须安全。为此，食品安全法强调，食品添加剂应当在技术上确有必要且经过风险评估证明安全可靠，方可列入允许使用的范围；不得在食品生产中使用食品添加剂以外的化学物质和其他可能危害人体健康的物质。

按照这一法律条款，添加了食品添加剂目录以外的物质，哪怕是对人体无害，也是违法行为。这为“蒙牛”特仑苏事件作了注解。

同时，要强调技术必要性。也就是说添加剂应对食品的质量、营养等的改善是必要的。

此前的“面粉处理剂过氧化苯甲酰”风波也曾引起社会关注。粮食部门提出生产工艺改进，面粉加工可不用这一处理剂，要求将其从食品添加剂目录中删除，然而有的食品卫生专家认为，不能证明对人体有害就将其从目录中拿掉是违背科学的做法。

食品安全法平息了这一争论。食品安全法在“安全可靠”

的基础上强调了“技术上确有必要”。技术必要性是指添加的物质是生产食品必不可少的，如果没有就可能对食品质量造成影响。随着人们对健康的重视，仅仅是美化食品的添加剂就可以取消，比如面粉增白剂，加与不加都不影响面粉类食品的正常食用，所以卫生部门已从添加剂的目录中将其删除了。

第五道防线为强化责任：“重典”治“乱象”

明知三聚氰胺是一种化工原料不是食品添加剂，但是不法分子仍然将其掺入牛奶以牟利——“三鹿事件”惨痛教训敲响的警钟，振聋发聩。

食品添加剂的使用有规范和要求，但是如果生产者没有良心和道德，再多的规范也枉然。为此，在食品安全立法中，许多全国人大常委会委员也明确提出：“食品生产经营者不仅应依法从事生产经营活动，而且应承担社会责任。”

食品安全法特别强调了食品生产经营者的社会责任，要求食品生产经营者应对社会和公众负责，保证食品安全，接受社会监督，承担社会责任。

与此相应，食品安全法还确立了一系列制度，把食品生产经营者的安全责任一一落到实处：

——明确实行食品生产经营许可制度，通过完善准入制度、提高市场门槛，从源头上加强食品安全监管。

——建立食品生产经营者食品安全信用档案制度，最终达到将那些缺少安全信用的企业驱逐出市场的目的。

——建立索票索证制度，确保一旦出现食品安全问题，可以追查到底。

——建立不安全食品召回制度，防止不安全的食品继续在市场上流通、销售，成为食品安全的隐患……

保障食品安全，一方面要建章立制，另一方面还必须严惩食品安全领域中的违法行为。与现行相关法律相比，食品安全法还明显加大对违法行为的处罚力度，将现行的最高处以违法所得5倍的罚款提高为货值金额10倍的罚款。

与此同时，食品安全法还对监管部门和认证机构人员失职、渎职的行为规定了处罚措施：出现重大食品安全事故、造成严重社会影响的，对县级以上地方政府的直接负责的主管人员和其他直接责任人员给予记大过、降级、撤职或开除的处分；对县级以上各监管部门不履行职责或滥用职权、玩忽职守等，造成严重后果的，给予撤职或者开除的处分，主要责任人应当引咎辞职。

“天下之事，不难于立法，而难于法之必行。”加强食品安全监管，建章立制只是迈出了第一步，更重要的是各部门、企业等要切实负起责任，把监管制度落到实处分段监管全程监控，锁定责任不留真空。

《食品安全法》亮点解读

食品免检成历史名词

现在出现安全问题的食品不少都是免检产品，“三鹿奶粉事件”表明免检并不等于安全。为此，新法明确规定食品不得实施免检，将此前国务院废除免检的措施法制化。《食品安全法》第六十条规定，食品安全监督管理部门对食品不得实施免检。县级以上质量监督、工商行政管理、食品药品监督管理部门应当对食品进行定期或者不定期的抽样检验。不收取检验费和其他任何费用。

食品无免检，意味着食品企业要随时准备接受检查，这对每一个食品企业都是一种约束和警示，必将促使他们时刻严格执行规程，增强责任心和危机意识。只有他们的责任心提高了，老百姓才能吃得放心。

食品无免检，也对各级政府及其职能部门提出了新的、更高的要求。这意味着质量监督、工商、食品药品监督部门的监管和检查必须是全方位、全天候的，他们的责任更重，监管和检查要求更高，力度也更大。用老百姓的话说，职能部门和企业是“拴在一条绳上蚂蚱”，出了问题，谁也跑不掉。

保健食品:法律规定“硬杠杠”，不得宣称治疗功效

防癌抗癌有奇效、富含高科技营养成分，美体瘦身、排毒养颜、保肝护肾……近年来，随着国民生活水平的提高，人们对健康、长寿有了更高的要求，消费意识也逐步由温饱型向营养保健型转变，保健食品一时兴起，相关产业急剧升温。

然而，在产业快速发展的同时，监管工作却相对滞后。20世纪80年代，我国保健食品由于缺乏管理，准入门槛过低，导致产品泛滥、价格混乱、质量堪忧。同时，一些急于获利的企业钻监管空子，在生产上使用假冒、伪劣原材料，甚至为了扩大疗效私自添加各种违禁成分；在广告中夸大疗效，把保健品功效暗示为药品功效，弄虚作假，以患者、公众人物、专家名义作各种疗效证明。

近年来，鳖精、补钙、核酸、脑白金等保健食品引发的争

议、质疑，让保健食品行业一次次陷入“信任危机”。针对这些情况，我国自1995年在食品卫生法中建立保健食品审批制度以来，相继制定多部规范性文件，使保健食品的审评、注册、生产、管理等各环节逐步得到规范。但是，由于电视商城和网络销售的兴起，保健食品生产经营的违法违纪行为仍屡禁不止。

针对这一情况，《食品安全法》吸收了各方意见，明确规定，国家对声称具有特定保健功能的食品实行严格监管。目前对保健食品的监管部门是由食品药品监管部门负责，与普通食品相比，保健食品多了一道审批程序，它的说明书和产品必须经过事先审批才能投入生产。《食品安全法》第五十一条规定：具有特定保健功能的食品不得对人体产生急性、亚急性或者慢性危害，其标签、说明书不得涉及疾病预防、治疗功能，内容必须真实，应当载明适宜人群、不适宜人群，功效成分或者标志性成分及其含量等;产品的功能和成分必须与标签、说明书相一致。这一法律条款，给保健食品设定了必须遵守的“硬杠杠”：如果是按照保健食品审批的，宣传过程中就不能对消费者说“服用后能预防、治疗什么什么疾病”。同时，法律明确提出，声称具有特定保健功能的食品“不得对人体产生急性、亚急性或者慢性危害”，这就使保健食品的生产经营者在产品原料上有所忌惮，减少了消费者“进补不成反致病”的危险。

《食品安全法》规定：国家对声称具有特定保健功能的食品实行严格监管。有关监督管理部门应当依法履职，承担责任。此外，业内人士指出，食品安全法的出台将有望扭转业内行销夸大功效、美化效果的“潜规则”，防止产业走进发展“死胡同”。

明星代言问题食品：要承担连带责任

近年来，名人明星代言食品、药品蔚然成风，商家在向他们支付巨额广告费用的同时，又从追捧明星、信赖名人的消费者那里赚回了高额的利润。商家就是抓住消费者的“追星”心理，邀请名人明星做“虚假广告”，误导甚至欺骗消费者，危害消费者身体健康。社会名人、明星代言会使广告的效应叠加，增加消费者对产品的信任度。因明星代言引发的食品安全问题，《食品安全法》高度关注，第五十四条规定食品安全监督管理部门或者承担食品检验职责的机构、食品行业协会、消费者协会不得以广告或者其他形式向消费者推荐食品;第五十五条规定，社会团体或者其他组织、个人在虚假广告中向消费者推荐食品，使消费者的合法权益受到损害的，与食品生产经营者承担连带责任，不能像现在这样不负责任，心安理得地收下巨额的广告收入。

在《食品安全法》出台前，名人、明星等个人广告推荐者的法律责任并无规定，这也让他们毫无顾虑，而消费者因为缺乏法律依据，在权益受到侵害时只能“哑巴吃黄连”。

媒体调查显示，有九成受调查者对“虚假广告”表示愤怒。“三鹿事件”发生后，有网站曾作过一项调查：“你觉得明星代言产品出问题，应不应该负责任?”半数以上受调查网民认为明星应该承担部分甚至很大的责任。

当前食品安全问题的始作俑者是食品生产者和经营者，但明星的虚假代言也起到推波助澜的作用。明星对虚假广告给消费者造成的损失承担连带责任于理公平，也有必要，对目前愈演愈烈的虚假广告起到遏制作用。按照《食品安全法》的最新规定，明星如果代言虚假广告，可能因此赔得倾家荡产。

消费者遭受损害，生产经营者得先赔

企业生产、销售不符合食品安全标准的食品，给消费者造成损失的时候，往往要受到行政处罚、刑事处罚，还要承担民事赔偿。当这三种责任企业都要承担的时候，消费者的索赔还能实现么?《食品安全法》规定，非法企业“应当承担民事赔偿责任和缴纳罚款、罚金，其财产不足以同时支付时，先承担民事赔偿责任”。也就是说，在发生食品安全事故的时候，非法生产、销售的企业首先要先承担民事责任，使受害的消费者优先得到赔偿。对于企业生产或销售不符合食品安全标准的食品，不管其行为是否对消费者造成了损害，消费者除了要求一般性的赔偿外，还可以要求其支付价款10倍的赔偿金，这种惩罚性的赔偿责任也是该法的一个亮点。

问题食品必须被召回和下架

食品行业最需要“良心”，食品生产经营者必须承担起保证食品安全的社会责任。《食品安全法》明确规定了国家对食品生产经营实行许可制度，今后卫生部门不负责发放食品卫生许可证，《食品安全法》实施后，生产企业要到质检部门申领生产许可证;经营企业要到工商部门申领食品流通许可证;从事餐饮业的要到食品药品监管部门申领许可证，也就是一项许可变为了三项许可。该法同时要求生产经营者建立索票索证制度。食品生产者采购食品原料、食品添加剂、食品相关产品要履行查证、查验的职责，食品经营者采购食品，应查验供货者的许可证，建立并执行进货查验记录制度、出厂检验记录制度、台账制度，把住食品的供货进货关。

如果发现市场上流通不安全的食品怎么办?《食品安全法》确立了“食品召回和停止经营制度”。食品生产者有责任立即停止生产，召回已经上市的食品。食品经营者要停止经营，马上作下架处理，通知相关生产者和消费者停止食用，如果生产经营者没有履行上述法律规定的召回和停止经营的制度，作为监管部门有责任责令停止经营和召回。

10倍赔偿金优先赔付消费者

《食品安全法》对用非食品原料生产食品、在食品中添加食品添加剂以外的化学物质、用回收食品做原料生产食品等严重的违法行为，用了10多个条款详细规定了相关的刑事、行政和民事责任。

在民事责任方面，《食品安全法》突破目前我国民事损害赔偿的理念，确立了惩罚性赔偿制度。凡生产不符合食品安全标准的食品，或者销售明知是不符合食品安全标准的食品，消费者除要求赔偿损失外，还可以向生产者或者销售者要求支付价款10倍的赔偿金。除了惩罚性赔偿，食品安全法还确立了“民事赔偿优先”的原则。违反本法规定，应当承担民事赔偿责任和缴纳罚款、罚金，其财产不足以同时支付时，先承担民事赔偿责任。惩罚性赔偿制度的确立，有利于提高消费者维护自身权益的积极性，加大食品生产经营者的违法成本。

尽管《食品安全法》有以上诸多亮点，但我们在思想上一定要清醒地认识到食品安全是没有零风险的。并不是立了法，食品就自然而然地安全了。法律的刚性约束还需要每个公民的自觉遵守。如果人人遵纪守法，将《食品安全法》切实落到实处，那么就可以有效地预防和控制食品安全事故的发生。让我们人人努力，共同预防和控制食品安全事故的发生。

第三章

垃圾食品

小李一直号称“美食家”，其实朋友们都喊他“馋猫”。以前经常是在傍晚下班后，呼朋唤友去街边的大排档，一边吃着烤肉、串串香，一边饮着夜啤酒。还号称这是神仙过的生活。但自从看了小王提供的一大堆报纸杂志上介绍那么多的有毒有害食品之后，完全改变了。小李现在还常常留意自己身边，看看有无“垃圾食品”什么的。进市场买东西，也会拿着东西多看看多闻闻，周围的朋友已经称他是“健康专家”了。

小李这天打算找小张玩，小张说自己在快餐店等着他。几分钟后，他们在快餐店里见面。

小张：来，小李，我给你要杯可乐，这玩意，我最近最爱喝了。

小李：我可不喝这个。

小张：你以前不是挺爱喝的吗？

小李：以前是以前，现在是现在。你看看这包装瓶上写的成分了吗？除了热量、咖啡因以外，几乎什么都没有，而且越喝越上瘾。你还常向我介绍要吃健康食品呢，结果自己要的这一桌子东西都是垃圾食品，谁吃谁倒霉。

小张：不会吧？哪有那么严重？偶尔吃点还不行吗？

小李：我问你，你身上的肥肉是一天长起来的吗？

小张：当然不是。

小李：这就对了。垃圾食品的危害就在于此，让你在不知不觉中被一点一点地毒化。知道温水煮青蛙这个故事吗？

小张：当然知道。不就是把青蛙放在水里，慢慢给水加温，最后青蛙感受不到温度在逐步提高，不知道灾难已到眼前，最后变成了一锅青蛙汤了。

小李：那你还吃？告诉你啊，老祖宗在造字的时候就已经告诉你了。你看这个“癌”字，病字里面三个口，下面一个山，这个意思就是告诉你，你经常吃这些垃圾食品，一口一口一口，吃出一座山来，就得癌了。

小张：说得这么玄乎，老祖宗都抬出来了……好好，今天的我先吃完，以后我一定少吃垃圾食品，好不好？当然，不可能不吃，否则我就没得吃了。

小李：你小子，我看你是嘴上说得好听，未必真能做到。这样吧，我给你讲讲这些垃圾食品究竟有哪些危害，让你戒得心服口服。

下面，我们就同小李一起，来认识一下垃圾食品的种类以及危害。

何谓垃圾食品

垃圾食品一词近来频频出现在人们的生活中。食品研究专家认为：那些富含脂肪和碳水化合物的小食品，尤其是那些油炸的含有过量钠的小食品，都可以被看做是垃圾食品。国外专家已经把汉堡包、炸薯条、奶酪等视为垃圾食品，而伪劣假冒小食品更属垃圾食品。由此我们已经清楚地看出，所谓垃圾食品就是指只能够提供一些热量，另无其他营养元素的食品。

哪些食品是垃圾食品

一般认为，油炸类、烧烤类食物中含有大量致癌物质，一些腌制的、膨化的食物和精加工的肉肠类食品中含有大量的亚硝酸盐等危害性很大的化学成分，还有的食品中被加入了过量的人工添加剂，这些食品给人体造成了巨大的潜在危害，可以不折不扣地称其为垃圾食品。还有一部分高脂、高热量的食品，比如奶油蛋糕和一些新鲜的甜点，虽然属于“三高”食品，但不含有其他对人体有害的化学成分，只有当人们的饮食结构不合理，偏食这些高脂肪、高糖分食物，造成热量摄入过多而其他营养成分缺乏时，这些食物才变成了垃圾食品。如果均衡饮食，适量食用这些食物的同时，摄入了足量的蛋白质、维生素、矿物质等其他营养元素，使脂肪在饮食结构中占有科学的、适当的份额，此时就不能简单地说所有的高热量、高脂肪、高糖食品都是垃圾食品。

有些学者认为，垃圾食品也就是通常所说的高热量、高脂肪、高糖分的“三高”食物。还有一些营养专家认为，“三高”食品本身无罪，不能简单地称某种食品为“垃圾”。虽然众说纷纭，但有一点是肯定的，一个人每天摄入过量的油脂和糖分对身体危害极大，这些提供了过剩热量的食物对人体来说就是

"垃圾"。

尽管垃圾食品只是一个相对的概念，但垃圾食品给人们的健康带来危害却成为了人们的共识。因此我们有必要认清哪些食品是垃圾食品。

垃圾食品为何让人上瘾

在我们日常所接触的食物中，没有哪一种食物可以称得上是蛋白质、脂肪、碳水化合物、维生素、矿物质及膳食纤维素等营养元素的含量齐全，搭配又合理的食物。因此无论高热量还是低热量的食物，单一、大量、长期地食用都对人体有害。可是多数人都偏爱那些高热量、高脂肪、高糖的食品，比如汉堡、薯条、炸鸡翅、烤肠等，很少有人爱吃淡而无味的低脂食品。"三高"食物通常口味较重，对人的味觉产生刺激，而人的味觉一旦接受了这种美味的刺激后就会上瘾，很难再拒绝食欲的诱惑。另外，垃圾食品使人上瘾是因为某些油炸或加工食品中含有很多香料、色素、调味剂、膨化剂等人工添加剂，这些化学制剂使食物在颜色、味道、外观上对人产生巨大的诱惑，令人难以抗拒。还有些不法商贩在食物中加入使人上瘾的药物，这些药物会影响人体的中枢神经系统，使人产生依赖，以此让消费者对这些食物难以割舍。

垃圾食品对儿童有何影响

垃圾食品对儿童影响很大，威胁着儿童的健康成长。花花绿绿的儿童膨化小食品、油炸薯条、汉堡包、虾片等深受儿童喜爱，销路极好。据营养专家介绍，这些香、酥、脆的食品，都添加了色素、调味剂、膨化剂、稳定剂、防腐剂等。而这些食品中蛋白质、膳食纤维、矿物质含量极低，没有营养，经常食用还可引起肥胖和高血压等疾病。

近几年来，各地儿童医院青春期门诊接诊的患性早熟、肥胖症的儿童有所增加。很多儿童是因为过量食用膨化小食品、油炸薯条、汉堡包等垃圾食品，导致性早熟、肥胖等。这类食品属于“五高一多”食品，高碳水化合物、高脂肪、高热量、高盐、高糖、多味精，而原料中维生素、矿物质、纤维素等营养成分在加工过程中大多被破坏。

所有珍惜健康的人应该远离垃圾食品，尤其是那些被专家称为不折不扣的垃圾食品，如油炸、膨化食品、腌制食品，可长期保存的肉肠类食品等。这类多油脂的食物增加了不易消化的因素，往往要在胃肠道里呆很长时间，

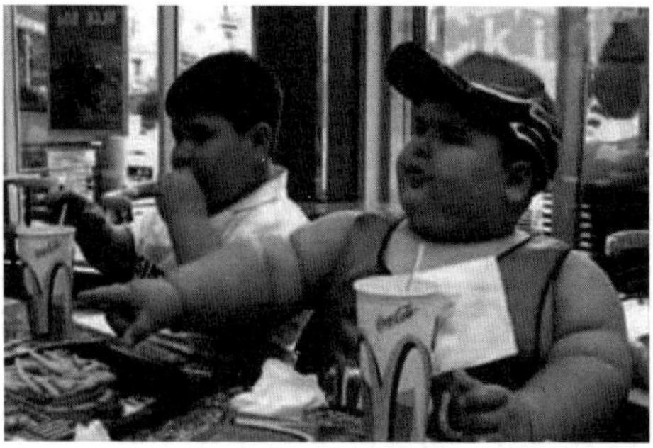

是造成便秘的主要因素，并促使血液超量流入并滞留胃肠道，促使体液酸性化，严重破坏生命资源健康配置原则，带来肥胖、糖尿病、高血压、高血脂、心脏病等富贵病。

大多数的儿童食品包装得花花绿绿，其中所用的色素大多为人工合成色素。人工合成色素在经化学方法提取合成过程中，有的还可能混入杂质如砷、汞、苯胺等物质，这些物质有程度不同的毒性。由于儿童尤其是婴幼儿的免疫系统发育尚不成熟，肝脏的解毒能力较弱，极容易对小食品中的添加剂产生过敏反应。家长要适当控制孩子的零用钱，不要让孩子被商店里、小摊上各种色彩缤纷的零食所吸引，要养成他们爱护自己身体健康，自觉远离垃圾食品的良好习惯。

爆米花、罐装食品或饮料含铅量高，会引起儿童发育迟缓和智力减退。因为铅会直接破坏神经细胞内遗传物质脱氧核糖核酸的功能， 使脑内去甲肾上腺素、多巴胺和5羟色胺的含量明显降低，造成神经递质传导阻滞，引起记忆力减退、痴呆、智力发育障碍。

另据科研人员对22种饮料的调查发现，易拉罐饮料中铝含量比瓶装饮料高3~6倍，如果儿童喝得过多，势必增加铝摄入量，使孩子智力低下，学习困难，行为异常。许多洋快餐含食盐、糖精、味精较多，不仅使人易患高血压、动脉硬化等病，影响对脑组织的血液供应，脑细胞长期处于缺氧缺血状态，导致反应迟钝、记忆力下降。

人体内葡萄糖的氧化反应需要含有维生素B_1的酶来催化，而快餐食品含糖分过多，机体因加速糖的氧化而消耗大量的维生素B_1，造成维生素B_1缺乏，使葡萄糖氧化不全，产生乳酸等代谢中间产物，在儿童的脑组织中蓄积，影响孩子中枢神经的活动，出现情绪不稳、烦躁易怒、精神涣散等症状，影响孩子智力发育，严重的还会得脚气病。

要特别提出的是，垃圾食品对儿童的危害已经开始引起全世界的关注。大量食用垃圾食品，会对儿童的智力、身高发育产生很大影响。高脂饮食造成儿童肥胖，肥胖影响激素代谢，尤其是用于代谢血糖的胰岛素，如果胰岛素分泌过少会抑制蛋白质合成，这对儿童的生长发育极为不利。专家披露，不加控制地食用汉堡包、炸鸡、炸薯条等快餐食品以及虾片等儿童爱吃的膨化小食品，是影响孩子身高的重要因素，还会导致儿童性早熟。另外，过量食用这些食物还会影响儿童的智力发育。肥胖儿童体内脂肪过多，会对神经细胞产生影响，损害孩子正在发育的神经通道，对孩子的智力发育造成伤害。

有的国家如英国，已通过法律，禁止电视台在儿童节目中播出垃圾食品的广告。同时，那些“不健康”食品也必须在包装上打上醒目的标志，以阻止英国人的肥胖趋势。在中国，肥胖、糖尿病、高血脂等众多由不良饮食习惯导致的疾病也正在迅速蔓延，而远离垃圾食品，保持科学、均衡的饮食习惯，是减少这些疾病的根本。

十大垃圾食品

1. 油炸类食品：油条、麻花、薯条、炸鸡腿、炸猪排等

油炸是最古老的烹调方法之一，它可以杀灭食品中的细菌、延长食品的保存期、改善食品的风味、增强食品营养成分的消化性，并且其加工时间也比一般的烹调方法为短，因此油炸食

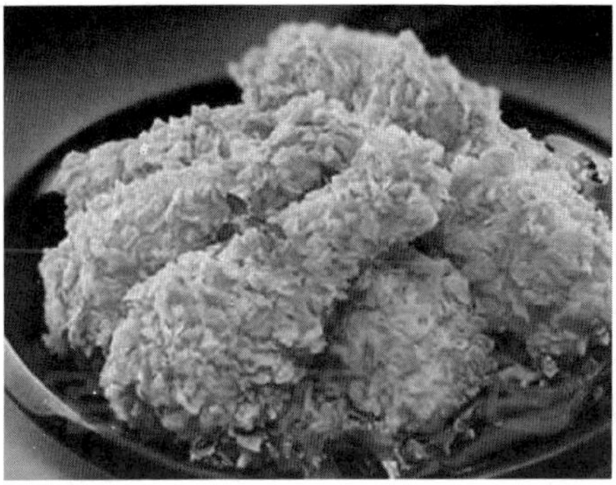

品在国内外都备受人们的喜爱。但是近年来的研究表明，油炸食品安全性存在很大的问题。

（1）致癌的苯并芘

油炸食品经高温油炸加工而成，有机物的不完全燃烧会产生多环芳烃类物质，其代表即3，4-苯并芘。食用油在高温作用下产生的油烟中就含有3，4-苯并芘类物质。食物经油炸后，在浓油烟的环境下停留时间过久，或油炸食物所用油因长期不更换，易被3，4-苯并芘污染，用这样的油炸制食物，长期食用对人体的危害可想而知。

苯并芘是一类具有明显致癌作用的有机化合物，易导致肺癌、胃癌等恶性肿瘤，既污染大气，又危害人体健康。有实验表明，将苯并芘涂在兔子的耳朵上，40天后此位置便长出了肿瘤。人类生活环境中的苯并芘含量每增加1%，肺癌的死亡率即上升5%。而经常食用被苯并芘污染的油炸、烧烤类食品，致癌物质会在体内蓄积，增加患恶性肿瘤的危险。

（2）致癌的丙烯酰胺

淀粉含量较高的食品，如土豆、饼干、面包和麦片等，在经过煎、炸、烤等高温（120℃）处理后，容易产生一种致癌性物质——丙烯酰胺，且随着温度的升高，其含量也随之增高。

丙烯酰胺是人体的可能致癌物。流行病学观察表明，长期低剂量接触丙烯酰胺会出现嗜睡、情绪和记忆改变、幻觉和震颤等症状。在包括炸薯条在内的多种油炸淀粉类食品中含有大量丙烯酰胺，如1000克炸薯条丙烯酰胺含量约为400微克，而世界卫生组织（WHO）提示每个成年人每天摄入的丙烯酰胺量不应超过1微克。

另外，油脂在高温下煎、炸10分钟之后，便可发生明显的变化，颜色变深，黏度增加，产生烟雾和气泡等。这说明油已经变质，不宜再使用了。反复使用的油，其营养物质遭到彻底破坏，脂肪酸发生热裂解、热氧化、热聚合，会产生正烷烃、单烯烃、酚类、酮类及其他有害的有机化合物。动物试验表明，多次使用上述的食用油会缩短果蝇30%以上的寿命，并可升高果蝇的不育率，且有明显的致癌性。

（3）高热量：易导致肥胖和心脑血管疾病

油炸食品热量高，含有较高的油脂和氧化物质，经常进食易导致肥胖，是导致高脂血症和冠心病的危险食品，油脂中的维生素A、E等营养在高温下受到破坏，大大降低了油脂的营养价值。

（4）改进食物烹调方法和饮食习惯

要避免油炸类食品中含有的有毒有害物质，最重要的是改进食物烹调方法和饮食习惯。改变以油炸和高脂肪食品为主的饮食习惯。油炸食品热量高，含有较高的油脂和氧化物质，经常进食易导致肥胖、高脂血症、冠心病及癌症。油炸食品要严格控制油温，最好控制在150℃左右，火不要烧得过旺。如油温超过200℃，则煎炸时间不要超过2分钟;油炸食品一次不可多食，也不宜经常食用;不要把煎炸的食品长时间放在阳光下曝晒，曝晒时间越长，食品中的致癌物质就越多；煎炸食品一次不能烹调完的，也不宜久贮，应及时处理。

根据对世界上17个国家不同人群对丙烯酰胺摄入量的评估结果显示，按体重计，儿童丙烯酰胺的摄入量是成人的2~3倍。提供丙烯酰胺主要来源的食品为：炸薯条16%~30%，炸薯片6%~46%，咖啡13%~39%，饼干10%~20%，面包10%~30%，其余均小于10%。

近年来，西方等发达国家已出现了减少摄入煎炸食品的趋势。但在我国，煎炸食品的品种及食用量却均有明显增加。鉴于可能产生的各种危害，油炸食品还是以少吃为宜。

此外，还要多吃蔬菜和水果。科学家们最近发现，在制作油炸制品的过程中，如果使用类黄酮可以大大减少丙烯酰胺的形成。他们在炸薯条时添加了少量的类黄酮，结果发现，油炸过程中产生的丙烯酰胺减少了50%左右。而类黄酮广泛分布于各种黄绿色的蔬菜和水果中。

2. 腌制类食品：泡菜、腊肉、熏肉、咸肉等

腌制类食品是指豆制品、蔬菜、瓜果经过腌制发酵，禽、畜、鱼肉经过熏烤腌制而制成的食品。腌制类食品的种类较多，如咸鱼、咸蛋、咸肉、咸菜等。

腌制类食品作为传统食品，长期受人们欢迎，成为普通百姓家庭餐桌上的常备菜，有些人甚至长期食用腌制食品，并形成了一种习惯。如泡菜、咸菜，是中国等国家的传统食品，腊肉也是很多国家的特色风味。腌制类食品好吃却不可以多吃或常吃，否则会对人体健康造成负面影响。

（1）易造成人体维生素C缺乏和结石

腌制蔬菜的过程中，维生素C被大量破坏，几乎“全军覆灭”。大量吃腌菜，会导致人体维生素C缺乏。因此，适当吃点腌菜可以增加食欲，调节胃口，但若嗜食成癖，长期食用，就

容易引起各种疾病。

此外，腌制的酸菜（包括泡菜）中含有较多的草酸，如果长期、大量食用就会在体内和钙形成不溶于水的草酸钙，草酸钙会结晶沉积在泌尿系统，形成结石。

（2）含有致癌物质——亚硝酸胺

腌制类食品加工过程中会加入很多盐，盐分中含有亚硝酸盐、硝酸盐等杂质，可能产生如亚硝酸胺等有害物质。在腌制的过程中，如果加入食盐量少于15%，蔬菜中的硝酸盐可能被微生物还原成亚硝酸盐。这样的腌制食品可以生成一种致癌物质亚硝酸胺，常吃对身体不利，可诱发癌症。例如萝卜、雪里蕻、白菜等天然蔬菜中含有一定数量的无毒硝酸盐。如果腌菜时放盐不足10%，气温高，腌制的时间不到8天，就会造成细菌大量繁殖，硝酸盐易还原成亚硝酸盐。

腌菜如腌制不好，会直接产生致癌物质亚硝酸胺。此外，腌制类食品中的硝酸盐和亚硝酸盐，可与肉中的二级胺合成亚硝酸胺，导致胃癌。香肠、腌制火腿为了增色、增香、防腐等需要，人为加入亚硝酸盐，也增加了产生亚硝酸胺的可能性，所以要控制摄取。

（3）影响肠胃肾脏

腌制食品的过程中大量放盐，会导致此类食物钠盐含量超标，常常进食会造成肾脏的负担加重，增大发生高血压的风险。此外，盐分浓度高还会严重损害胃肠道黏膜，常进食腌制类食品者胃肠炎症和溃疡的发病率较高。

（4）如何去除腌制食品中的致癌物质

腌制食品中的亚硝基化合物在肠道中可转变为亚硝酸胺，亚硝酸胺是一种较强的致癌物。怎样才能去除这些腌制食品中的致癌物呢？

咸鱼：水煮

咸鱼，尤其是粗盐腌制的海鱼含有亚硝基化合物较多。去除的方法可采用水煮，能有效地消除鱼体内部的致癌物质。

虾米和虾皮：水煮+烹调

虾米和虾皮消除致癌物质的有效方法是水煮后再烹调，也可以在日光下直接曝晒3~6小时。

香肠、咸肉：避免油煎烹调

香肠和咸肉等肉制品虽然亚硝基化合物含量不高，但食用时也应避免油煎烹调。因为油煎会促进亚硝基化合物合成，使其中的亚硝基吡咯烷及二甲基亚硝胺等致癌物含量增高，煎出的油中含量也高。

腌菜：水煮、日晒、洗涤

消除腌菜亚硝基化合物的方法可以采用水煮、日光照射、热水洗涤等。

研究发现，在腌制食品时加入苯甲酸和维生素C可阻止亚硝酸盐的形成。每100克腌制食品中加入苯甲酸50毫克、维生素C 400毫克，其阻止率可达80%~95%，还可使腌制食品不易变质，不生长霉菌，无酸败和异味。

3. 加工类肉食品（肉干、肉松、香肠等）

肉干、肉松、香肠等加工类肉食品，经常是家庭餐桌上不可缺少的风景。不过，加工产品远没有新鲜食品营养价值高，会对人体健康产生副作用。

（1）加重肝脏负担，损害肾功能

加工类肉食品由于添加防腐剂、增色剂和保色剂等，会使人体肝脏负担过重。此外，火腿等加工类肉食品大多为高钠食品，大量食用会摄入过高盐分，造成血压波动、肾功能损害。

肝炎病人减少加工类肉食品的摄取可以减少肝脏的负担。

因为肝炎病人由于肝细胞受到不同程度的损伤，肝脏的消化、代谢及解毒等功能会有明显的降低，加工类肉食品化学物质较多，不适宜食用。

为保持色泽或延长保质期，有的食品厂家通常会在一些加工类食品中加入着色剂、防腐剂等化学制剂。当病人摄入这些化学物质时，由于肝脏代谢、解毒功能的降低，会延长肝脏功能恢复，导致肝脏负担加重，有时甚至加重肝细胞的损伤。

(2) 使大量营养流失

市场上充斥着软性饮料、人造果汁、胶质点心及其他许多合成的食物，它们只是加糖的化学品，几乎不含营养成分。加工类肉食品也不例外，精制及加工之后的肉食品，其营养价值已流失许多。

(3) 含致癌物质——亚硝酸盐

加工类肉食品中一般都含有亚硝酸盐，有导致癌症的潜在危险，尤其是对肝脏解毒功能不佳的病人来说，危险性就更大。此外，较高的热量和过量的优质蛋白质及脂肪，也会造成过量蛋白质、脂肪的摄入，影响富含维生素和矿物质的绿色蔬菜、水果和主食类食品的摄入，间接导致了病人饮食结构的不合理，不利于肝炎病人的康复。所以，建议肝炎病人慎食加工类肉食品。

科学研究表明，女性吃加工后的肉类会增加患乳腺癌的概率。研究人员通过调查发现，经常食用熏肉、香肠、火腿等加工类肉食品，发生乳腺癌的概率比不吃加工类肉食品的多64%。所以，女性应少吃红肉和加工类肉食品，多吃蔬菜和水果，保持体内酸碱平衡。

(4) 添加剂有一定毒性

多数的食物都含有各种食品添加剂，这些食品添加剂在规定的使用范围、剂量下使用没有关系，但是混合起来使用、没有在规定的使用范围和使用剂量下使用，可能会有很高的毒性，甚至可能致癌。

4. 饼干类食品（不含低温烘烤和全麦饼干）

很多人喜欢选择饼干作为零食或点心，饼干类食品(不含低温烘烤和全麦饼干）是人们早餐和旅游的必备食品。虽然饼干类食品口感酥脆香甜，但却蕴藏了高热量，在给人们方便的同时，也对健康带来一定危害。

（1）食物含糖量高，免疫功能下降

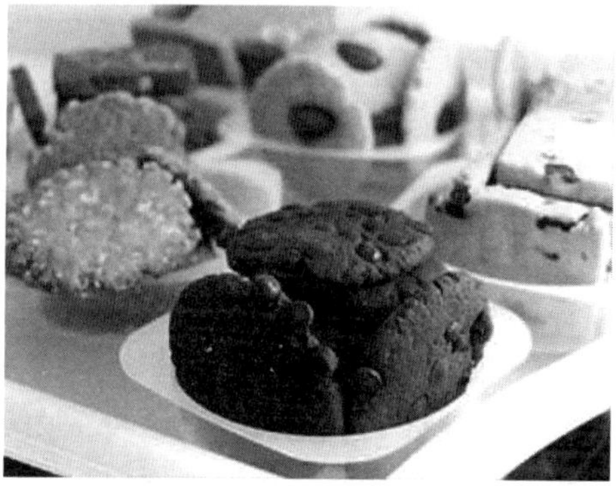

食物含糖量高，长期食用会使寿命明显缩短。世界卫生组织调查人口死亡原因的结果显示：多吃糖比吸烟的危害还大。

饼干里含有大量糖分。经常食用多糖分饼干会产生饱腹感，消耗多种维生素和矿物质，影响人体对其他富含维生素、蛋白质、膳食纤维和矿物质食品的摄入，造成缺钙、缺钾、维生素缺乏等营养问题。长此以往，会导致发育障碍、肥胖、营养缺乏等疾病。此外，营养学家认为，儿童吃甜食过多易造成骨折。营养调查还发现，多吃甜食不利于血液循环，并会减弱免疫系统的防御功能，长期大量食用会使碳水化合物和脂肪代谢紊乱，胰岛素分泌过多、引起人体内分泌失调，进而引发糖尿病、肥胖症、心脑血管疾病、老年性白内障、龋齿、佝偻病、近视等多种慢性疾病。

营养学家推荐，糖分摄入量为每天不超过100克。而喜欢吃饼干、零食、饮料的孩子和年轻女性，每天摄入100克以上的糖分也是一件很平常的事情。

（2）反式脂肪酸的危害

饼干味美香酥、甜而不腻，那么你知道饼干为什么会如此美味吗？这是因为饼干在制作过程中使用了反式脂肪酸，俗称“人造脂肪”。反式脂肪酸对人体的危害不可忽视。它不仅影响人体免疫系统，还会增加血液黏稠度和凝聚力，形成血栓，提高人体血液中低密度胆固醇LDL（也就是“坏脂蛋白”）的含量，降低高密度胆固醇HDL（也就是“好脂蛋白”）的含量，增加动脉硬化和Ⅱ型糖尿病的发生概率。反式脂肪酸还会影响婴幼儿生长发育，并对中枢神经系统发育产生不良影响。

所以，在购买食品时，如果包装上的说明中、配料表上有写着起酥油、植物奶精、植脂末、植物奶油、氢化植物油等字样，都意味着产品中含有反式脂肪酸，购买时要慎重考虑。

（3）高温加工产生致癌物质

科学研究已经证实，高浓度的丙烯酰胺会破坏人体的神经系统，并导致阳痿、瘫痪和各种癌症。而1000克饼干中丙烯酰胺的含量为280微克，约为世界卫生组织对饮用水规定标准的300倍。

（4）吃饼干的低热量对策

饼干作为零食，除了滋味好，还能补充人体需要的能量，不过，有些种类饼干内藏的脂肪含量高得惊人，可使你不知不觉中囤积肥肉。

所以饼干只能当零食。吃饼干要吃得其法，才能健康地为你增添能量。选购饼干时尽量选择低糖、低脂和低卡路里的饼干。另外，因为饼干的水分太少，要多喝开水来降火。

总之，饼干虽然好吃，但多吃不宜于健康，一定要适可而止。

5. 汽水可乐类食品

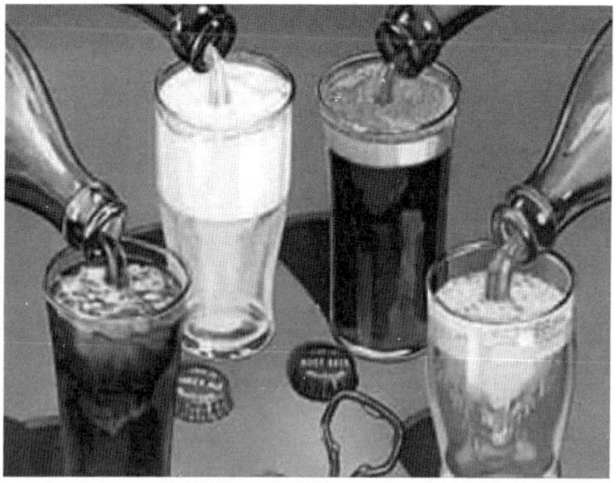

汽水类碳酸饮料风味独特清爽，消暑解渴，深受人们喜爱。常喝碳酸饮料对人体有很大的副作用，超过其带来的感官刺激，也是骨质疏松、糖尿病、肠胃功能紊乱、儿童龋齿、食道癌等多种疾病的一大隐患。

（1）抑制人体有益菌，影响消化

碳酸饮料消暑解渴的原理在于：碳酸饮料的发泡和刺激味道来自二氧化碳，饮用时，由于温度增高，使二氧化碳汽化，产生刺激感并带走人体热量，所以给饮用者以清凉感。足量的二氧化碳在饮料中能杀菌、抑菌，还能通过汽化带走体内热量。不过，如果碳酸饮料喝得太多会影响消化。因为二氧化碳抑制饮料中的细菌，也抑制人体内的有益菌，使消化系统功能遭受到破坏。

（2）增加肾脏负担

碳酸饮料的主要成分为色素、香料、糖及碳酸水等。它不含维生素，也不含矿物质。除热量外，几乎没有什么营养成分。

人体吸收了过多的糖分会给肾脏带来很大的负担，这是引起糖尿病的一大隐患，其产生的大量热量，也是引发肥胖症的原因。

（3）腐蚀牙齿

《英国牙科杂志》发表英国科学家的最新发现，碳酸饮料是腐蚀青少年牙齿的重要原因之一。儿童的乳牙和年轻恒牙的钙化程度较低，没有成人牙齿钙化程度好，再加上牙齿保健意识不强，常常忽略牙齿的清洁，这就导致孩子牙齿龋坏的概率增加。专家建议，如果一定要喝碳酸饮料，可以用吸管，这样可以减少饮料和牙齿接触的时间。喝完后用清水漱口再刷牙，有助于儿童预防龋病。

（4）磷酸导致骨质疏松

调查表明，碳酸饮料对人体健康的危害是长期的。不但影响儿童骨骼发育，也容易导致妇女更年期发生骨质疏松。因为人体需要钙、磷之间的比例平衡，据专家介绍，理想的钙质与磷酸摄入量应是1:1。而碳酸饮料含有磷酸，极大地影响人体对于钙质的吸收，并造成钙质异常流失。当大量磷酸进入体内后，磷元素含量迅速增加，导致血液中钙元素相对缺乏，为了维持血液中钙、磷元素的平衡关系，骨骼、牙齿中的钙元素便会溶解到血液。骨骼中的钙质经常流失便会导致骨质疏松。

（5）食道癌概率增加

研究人员发现，全世界碳酸饮料人均消费超过70升的国家，患食道癌的人数比其他国家要多。他们认为，碳酸饮料可能增加人们患食道癌的危险。因为碳酸饮料使胃扩张，这样会导致与食道癌有关的食物反流。

（6）食用添加剂影响肠胃道消化酶正常分泌

一些碳酸饮料选择甜度较高人工合成甜味剂作为食品添加剂，但只能提供甜味，不参与人体的体内代谢，没有任何营养价值。人体摄入过量的人工合成甜味剂，会降低小肠的吸收能力，使食欲减退，影响肠胃道消化酶的正常分泌，短时间内大量摄入人工合成甜味剂还会导致急性中毒。

(7) 碳酸饮料越喝越渴

碳酸饮料中含有大量的添加剂、防腐剂、色素等物质，在体内代谢时需要大量水分，如可乐含有的咖啡因就有利尿作用，会促进水分排出，所以，喝碳酸饮料会越喝越渴。另外，外出旅行时，由于饮食都不太规律，如果再喝很多碳酸饮料就会使人体消化功能受到影响。

此外，碳酸饮料一般含有10%左右的糖分，热量很高，容易使人发胖。对于旅行中的人来说，其中的糖分虽然可以补充一定的能量，但不能提神，反倒容易造成疲劳、嗜睡等不良反应。

6. 方便类食品（主要指方便面和膨化食品）

生活节奏加快使方便类食品（主要指方便面和膨化食品）越来越受人们青睐，很多小孩甚至把方便类食品当做主食来吃。方便类食品确实味道鲜美，省时方便，但其所含营养不全，其他负面影响也应引起注意。

(1) 增加肾负荷，使血压升高

如果长期食用方便面，因方便面盐分含量高，会增加肾负荷，还会升高血压。

(2) 只有热量，没有营养

方便类食品，如方便面，一般属于高脂、高盐、低矿物质、低维生素类食物，并不具备较全面的营养素，如人体所需的脂肪、蛋白质、维生素、矿物质和水等。方便面的主要成分主要是碳水化合物、少量味精、食盐和调味品。所以，方便面只能提供热量，没有营养。

据营养学家调查，长期食用方便类食品的人群有16%的人缺锌，20%的人因缺乏维生素A而患眼疾，23%的人缺维生素B_2（核黄素），54%的人缺铁性贫血，60%的人营养不良。另外，方便类食品中含有一定的“人造脂肪”（反式脂肪酸），对心血管有相当大的负面影响。

（3）防腐剂和香精会损害肝脏

方便类食品中都含有对肝脏等有潜在不利影响的防腐剂和香精，可能造成某些营养素的缺乏而罹患疾病。有些方便类食品还或多或少含有对人体不利的食品色素等。此外，还有较多的油脂，容易氧化酸败，对人体内重要的酶系统有一定破坏作用，经常摄入会加速肌体衰老。

（4）方便面中的食品添加剂

食盐

盐摄入过多易患高血压，且加重肾脏负担，而方便面含盐量明显偏高。世界卫生组织建议，每天食盐量应不超过6克，而一包方便面约含盐6克，已经达到这个数字了。

磷酸盐

磷酸盐可以改善方便面的味道。但是，摄磷过多会使体内的钙无法充分利用，并使钙质加速排出，容易引起牙齿脱落、骨骼变形、骨质疏松，甚至骨折。

油脂

油炸方便面可减去面中水分，能延长保存期，多数方便面都用油炸过。但油脂经过氧化后变为“过氧化脂质”，积存于血管或其他器官中，会加速人体老化速度，并引起动脉粥样硬化，易导致冠心病、脑溢血、肾病等。

抗氧化剂

从制成方便面到消费，短的需要一两个月，长的达一两年，其中的防氧化剂和别的化学药品已经在慢慢变质，对人体有害无益。

应该说，质量合格的方便面对人体无害。但专家们建议：最好还是少吃或不吃方便面，如果食用，每周不要超过两次。在吃方便面的时候，可以在面中加些菠菜、青椒等含维生素丰富的有色蔬菜，以便减少添加剂对人体的危害；可以把泡方便面的汤倒掉，再兑上开水或别的汤，以减少盐分和别的有害物质；遇特殊情况需较长一段时间吃方便面时，应注意补充鲜蛋、蔬菜、水果、水产品等营养食物；方便面最好随吃随买，买回家置于阴凉、干燥处，以免油脂氧化。贮存时间也不要太长。

7. 罐头类食品（包括鱼肉类和水果类）

方便美味的罐头食品越来越受到那些生活节奏快的消费者认可。近年来，以肉类罐头、鱼类罐头、水果罐头为核心的罐头产品很受欢迎。

然而，世界卫生组织却将罐头食品（包括鱼肉类和水果类）列入垃圾食品之列，是什么原因让罐头食品成为垃圾食品呢？

（1）破坏氨基酸，使蛋白质变性

高温加热肉制食品时，特别是在121℃下长时间加热时，肉中含有的人体必需氨基酸会遭到严重破坏。而肉类罐头都采用121℃的高温高压加热方式进行灭菌。另外，罐头制品中的蛋白质常常出现变性，大大降低了人体的消化吸收率，营养价值大幅度“缩水”。

（2）破坏维生素

水果类罐头、肉类罐头中的维生素都遭到大量破坏。研究数据表明，加工罐头时，肉中的维生素包括维生素B_1、维生素B_2、维生素B_5、维生素B_6、叶酸等，会受到一定的损失。特别是维生素B_1，遇热很容易受到破坏，可损失15%~25%，维生素B_2

可损失10%，维生素B_5可损失20%~30%。水果罐头中的维生素C几乎全被破坏。

（3）高糖分使胰腺负荷加重

很多水果类罐头都添加了大量的糖，这是为了增加口感。这些糖被摄入人体后，由于能量较高，会导致肥胖。同时，可在短时间内导致血糖大幅度升高，胰腺负荷加重。另外，研究还发现，糖可以改变蛋白质的分子结构，从而影响免疫力。

如果一定要吃，也要选择由正规厂家生产的没有过期的罐头。罐头食品的好坏可以采用下列方法鉴别：看罐头盖四周有无锈迹，有锈迹者可能时间较长，质量无法保证；看罐头外形是否有凸起，好的罐头顶部是凹的；用手指敲击罐头，声音应清脆。因为罐头一般是真空包装，如果外形有凸起，表明包装已经有破损，漏气了，食品已经变质。

8. 话梅蜜饯类食品（果脯）

果脯蜜饯类食物口味甜美，色泽明亮美观，深受广大消费者喜爱，但是此类食物也对人们的健康存在不利影响。

（1）含有香精等添加剂，可能损害肝脏等脏器

调查表明，有的厂家在生产过程中加入大量的糖精，或过量使用苯甲酸钠。这对人体肝脏等脏器会造成损伤，严重影响健康。

（2）维生素C被完全破坏

果脯和蜜饯成品中含糖量达60%以上。果脯和蜜饯以水果为原料，经过长时间的糖制，多呈现出半透明和胶黏的状态。糖的渗透压很高，抑制细菌繁殖，因此果脯和蜜饯可以在常温下长期保存。但由于在加工过程中，需要进行长时间熬制，鲜水果所含的维生素C基本上被完全破坏，不能为人体提供维生素。只有矿物质和纤维素不怕热，基本上被完整地保存了下来。

(3) 多吃易导致微量元素缺乏

果脯和蜜饯是高热量、高糖分、低维生素的食品。其中糖的代谢分解需要各种维生素和矿物质的参与，如果大量食用，会增加身体对其他营养素的需求，更容易产生B族维生素和某些微量元素的缺乏。

如果十分喜爱这类甜味小食品，不妨改吃水果干。水果干吃起来也很甜，但其中的糖不是添加的白糖，而是水果中自身含有的糖分。水果干在制作过程中，矿物质得到浓缩，营养价值比较高。橘饼、杏干、枣、无花果干、梅干、提子干、葡萄干等都是非常好的果干，适量吃一点，可以帮助人体补充钾、铁等矿物质和膳食纤维。

9. 冷冻甜品类食品（冰激凌、冰棒和各种雪糕）

美味的冰激凌经常令人垂涎三尺，但是你知道它也是垃圾食品吗？

(1) 贪食冷冻甜品，易胃肠不适

食用冷冻甜品后，胃肠道局部温度骤降，可以使胃肠道粘膜小血管收缩，局部血流减少。久而久之，消化液的分泌就会减弱，进而就会影响胃肠道对食物的消化吸收。不明原因的经常腹痛是许多孩子夏天易得的病，这大多与过量食用冷冻甜品有关。

另外，夏天胃酸分泌减少，消化道免疫功能有所下降，而此时的气候条件又恰恰适合细菌的生长繁殖，因此，夏季是消化道疾病的高发季节。当前冷冻甜品市场卫生状况并不完全尽如人意，贪食冷冻甜品就明显地增加了消化道感染的机会。因此不可贪食冷冻甜品，适量食用时也应选择质量可靠的产品，而不可盲目购买街头冷冻甜品。

(2) 贪食冷冻甜品，易营养不良

冷冻甜品中虽然也含有一些营养物质，但其中常常以糖（碳水化合物）为主，而人体所需要的蛋白质、矿物质、微量元素和各种维生素含量都极少，有些冷冻甜品中脂肪含量过高，使得其中营养素严重失衡，如果长期嗜食冷冻甜品或嗜饮含糖饮料，影响正餐，势必会导致营养不良。

（3）冷冻甜品，肥胖的伙伴

冷冻甜品中含糖较多，同时，雪糕及冰激凌中脂肪含量也很高。贪食冷冻甜品对于那些身体瘦弱、食欲不强的孩子，会影响他们的正餐，从而导致身高、体重不足。但对于本来食欲就旺盛的孩子，并不会影响他们正餐的食量，等于在正餐之外，又增加了许多糖、脂肪和能量的摄入，久而久之，会导致超重和肥胖。

冷冻甜品含奶油极易引起肥胖，奶油脂肪高，是一种高热能的食品，比鲜牛奶含的脂肪高出许多倍。奶油里亦含有多种饱和脂肪酸，这是对血管有害的脂肪酸。冠心病、高血压、糖尿病、动脉硬化患者忌食；孕妇和肥胖者应尽量少食或不食。

奶油还分为动物性奶油和植物性奶油，动物性奶油因为含有大量的饱和脂肪酸、会增加人体内胆固醇的含量而成为不健康的食品，但是它们的危害还不算大。而植物性奶油才是最糟糕的，为了让冰激凌更为可口，目前部分产品中添加氢化植物油，也就是所谓的“植物奶油”，而其中含有对心血管危害很大的“反式脂肪酸”，要非常小心。

无论何种奶油都有高脂高热的缺点，所以，吃奶油不发胖原则上说不可能。

10. 烧烤类食品：烤肉串、烤鸡、烤牛排等

（1）1只烤鸡腿=60支香烟

烧烤食品是人类最先采用的熟食方式。今天，香甜的烤红

薯，飘香的烤羊肉串，香气诱人、美味可口的烤鸡、熏鱼、烤鸭等烧烤食物，一直是许多人爱吃的食品，甚至成了某些地区的特色。然而，烧烤类食品其实对人体健康有着极大的危害。享受烧烤类食品的同时，会摄入烧烤类食物中高浓度的致癌物质。常吃烧烤类食品，会大大增加胃癌、肠癌、乳腺癌等疾病的发病率。享受一只烤鸡腿，相当于吸收60支香烟的毒性，这个代价太大了。

（2）含有致癌物质3–4苯并芘

3–4苯并芘是一种可以诱发癌症的有害物质。牛羊肉在熏烤过程中，被分解的脂肪滴在炭火上，与受热的肉类蛋白质结合产生3–4苯并芘，直接附在肉表面，污染了食品。街头烤羊肉串中的3–4苯并芘含量通常超标10倍乃至数百倍。我国《食品卫生法》对熏、烤制品中的3–4苯并芘含量做了限制。

医学科研发现，常吃、多吃烧烤类的食品，3–4苯并芘会在体内蓄积，容易诱发胃癌、肠癌。此外，烧烤时炭火中的呛烟同样含有多种致癌物质，如硫氧化物、一氧化碳、氮氧化物、颗粒物、二恶英、苯并芘等。其中，二恶英也是国际上公认的强致癌物，长期吸入这些气体会极大地增加患病概率。

（3）含有致突变源

致突变源是一种可引起人体组织细胞突变的物质。动物实验发现，熏烤和烧焦食物中的这种“致突变源”的毒性比强致癌物3–4苯并芘的致癌作用还要大100倍。

美国一家健康研究中心发现，常吃烧烤类食品的女性患乳腺癌的概率要比不爱吃烧烤类食品的女性高出2倍。少女时代爱吃高温烧烤制品的女性，结婚或到中年后患乳腺癌的概率明显增高。

（4）加重肾脏、肝脏负担

肉类烧烤时会散发出诱人的香味是因为在烧烤食物的过程中，会发生一种叫“美拉德反应”的化学反应。随着香味的散发，肉类中的蛋白质发生变异，维生素、氨基酸遭到破坏，严重影响人体对于蛋白质、氨基酸、维生素的摄入，从而加重肾脏和肝脏负担。

（5）易导致动脉硬化

蛋白质与还原糖的交联物AGE是一种蛋白质，它同身体中的糖相互作用，容易导致动脉硬化。AGE对不能调控血糖的Ⅱ型糖尿病人危害更大。AGE的数量大小主要取决于食物是如何被烹调出来的。美国医学家研究发现，烤火鸡和烧鸡这两种烤得变成褐色、酥脆的食品中充满了AGE。一只烤出来的火鸡所含的AGE是一只清蒸出来的火鸡所含的AGE的3倍多。

（6）亚硝酸盐超标

亚硝酸盐经肉类中的乳酸作用，可产生游离的亚硝酸，与肉类中的肌红蛋白结合可以生成亚硝酸肌红蛋白，使肉色鲜艳、亮红，肌纤维也能较为膨松。根据国家有关规定，在羊肉串等烧烤肉食品的加工中不允许使用亚硝酸盐。如果用含量过多的亚硝酸盐加工食品，容易引起亚硝酸盐中毒。

（7）生殖力大敌

意大利一个生物医学教授指出，烤肉、烧鹅、香肠和熏肉等肥腻食物会影响男性的生殖能力，并令男性较难动情。

实验证明，做煎蛋、烤肉的过程会产生氧化物等许多生物活性分解产物，具有很大的细胞毒性作用，对女性乳腺、卵巢、子宫组织尤其有害，易成为癌瘤诱发剂。美国科学家发现，妇女经常吃煎蛋、烤肉会增加患乳腺癌、卵巢癌的危险性，每隔2天吃一次比一周吃一次患病率高出了3倍，比1个月吃一次高出了5倍。

帮助孩子戒垃圾食品的战略战术

帮助孩子戒垃圾食品的最好战略战术就是妈妈提高烹调技术，自己烹饪。但是孩子面对各式各样包装得花花绿绿的“好吃东西”。心里依然充满了想吃的欲望。帮助孩子戒“垃圾食品”的战略战术有下面一些方法供父母参考：

小包装战术

尽量买小包装，目的是给孩子尝尝，满足他的好奇心，而不是给他当饭吃。

转移视线战术

当孩子一边吃一边玩着食物包装时，妈妈也可装作对这些包装有兴趣，同孩子一起玩一会儿，再巧妙地将孩子的注意力转移到别的游戏上，比如：“这个小汽车很好，可惜不能开，你的那个能推着跑的红色小汽车呢？”孩子转过头去找红色小汽车，妈妈再说：“屋里太小，小汽车跑不快。我们到花园里去，让汽车和小狗赛跑。”一旦动员成功，就趁孩子玩得高兴，悄悄将食物收起来。小孩子的注意力很容易转移，孩子看不见食物也就很快忘了。

当然，这样的即兴创作对妈妈来说是个很大的挑战，就像一场智力竞赛，你得比孩子聪明才有可能胜出。

晓之以理战术

不断灌输垃圾食品的害处，孩子当然不会马上理解，但重复的次数多了，他心里会有一个概念：爸爸妈妈不赞成我吃太多这些红红绿绿的好东西。当再有贪吃的欲望时，他会犹豫。

当然，这也是一项远期工程，要等孩子大一点，有了分辨能力和自制能力后，爸爸妈妈的话才会潜移默化地影响他今后对食物的选择。

替代物战术

尽量让孩子吃水果、蔬菜和其他含丰富维生素和矿物质的食物，把他那个小小的胃占满。饱饱的感觉会让他生出吃其他零食的欲望减小。

回避战术

尽量回避去快餐食品店。孩子过生日最好带去公园或者游乐园。但万不可强硬地规定不许去麦当劳，聪明的孩子非常容易对被禁止的事情产生强烈的好奇心，结果反而会使想去的愿望更加强烈。曾听到一个6岁的小女孩说过："等我妈死了，我顿顿都吃麦当劳!"妈妈不太希望孩子盼着自己死。

一次到位战术

每月一次，妈妈可以带孩子正式地大吃一餐麦当劳。孩子想吃什么妈妈就买什么。一次到位地满足孩子的愿望，省得他老是惦记有什么东西还没吃过呢。但要带一小盒在家切好的碎果块和可生吃的蔬菜，弥补维生素的不足。

大开眼界战术

让孩子知道，除了汉堡包、薯条和可乐，世界上的美味还多着呢。其中最为简单易行的是妈妈亲手做的水果蔬菜沙拉。各种颜色的果肉和蔬菜拌在一起，浇上乳黄色的蛋黄酱，赤橙黄绿，又鲜亮又美味诱人，吃起来口感爽爽的。

第四章

放心食品与健康食品

这天，小王、小李、小张三个好朋友又聚在一起聊天。

小李：小张啊，你最近到底有没有再去快餐店吃垃圾食品？说实话哦！

小张：没有啊，上次你不是把我给吓着了嘛！不过说真的，我还真就喜欢吃垃圾食品，我也知道那样不好，可是，想想看，鸡腿炸了该有多香，炖着吃有那么香吗？土豆做成薯片放到嘴里又酥又脆，一嘴下去，嘎巴作响，多有食欲呀。蒸的土豆又面又腻，一点味道没有。

小王：老实告诉你吧，其实我也纳闷呢，为什么美味的都是垃圾食品呢？我虽然不喜欢吃快餐，可是腊肉、香肠这些腌制食品我最喜欢了，肉经过腌制后特别入味，牛肉干、鱼片、鸭胗，想想都要流口水。唉……我现在还真不知道吃什么好了，本以为只要吃的东西没毒就行了，你看人家快餐店的食品又卫生又美味，让你说得又不能吃了，那我到底能吃什么？

小李：你们俩呀，不要太悲观，知道什么叫放心食品，什么叫健康食品吗？有很多健康食品也是非常美味的哦！酸萝卜老鸭汤你们爱不爱喝？白斩鸡爱不爱吃？红薯爱不爱吃？我今天还带来了一袋核桃谁要？

见小王和小张抢着要吃，小李这才从包里慢慢悠悠地拿出核桃和钳子，三个人凑在桌前剥核桃。

小王：这么说，健康食品真的很美味哇！

小李：对对，好吃的挺多的！

那么放心食品到底是什么样的食品，健康食品又究竟有哪些，让我们一起来了解一下吧。

什么样的食品是放心食品

进餐馆吃饭，必须要看该餐馆是否取得了食品卫生经营许可证的。国家早已对食品生产经营实行许可制度。从事食品生产、食品流通、餐饮服务，均应当依法取得食品生产许可、食品流通许可、餐饮服务许可。没有这些许可证的“苍蝇馆子”不能进行营业，我们也不应进入这样的餐馆吃饭。即便有了这几大许可，也要看其是否认真履行食品安全法，如果发现其从业人员中有患痢疾、伤寒、病毒性肝炎等消化道传染病的人员，以及患有活动性肺结核、化脓性或者渗出性皮肤病等传染病的人员，便不能进餐。

在购买食品时，要注意其产品是否符合食品安全标准，不要购买以下产品：腐败变质、油脂酸败、霉变生虫、污秽不洁、混有异物、掺假掺杂或者感官性状异常的食品；病死、毒死或者死因不明的禽、畜、兽、水产动物肉类及其制品；未经动物卫生监督机构检疫或者检疫不合格的肉类制品；被包装材料、容器、运输工具等污染了的食品；已经超过保质期的食品；无标签的预包装食品等。

选购食品请查验“QS”标志

你知道“QS”标志吗？“QS”标志是“质量安全”的英文名称Quality Safety的缩写，它既是食品质量安全市场准入标志，也是质量标志。表明食品符合质量安全基本要求。带有“QS”标志的产品，说明此产品已经经过强制性的检验，并且合格，准许进入市场销售。这就是依托食品生产许可制度的食品质量安全市场准入制度。具体来说，所有的食品生产企业必须经过强制性的检验合格，且在最小销售单元的食品包装上标注食品生产许可证编号，并加印食品质量安全市场准入标志（“QS”标志）后才能出厂进入市场销售。如果没有食品质量安全市场准入标志的，不得出厂销售。2004年1月1日起，我国首先在大米、食用植物油、小麦粉、酱油和醋等五类食品行业中实行食品质量安全市场准入制度。

所谓市场准入，一般是指货物、劳务与资本进入市场的程度的许可。对于产品的市场准入，一般理解是，市场的主体（产品的生产者与销售者）和客体（产品）进入市场的程度的许可。那么，食品质量安全市场准入制度就是为了保证食品的质量安全，通过一系列的措施，强制规定只能允许哪些具备规定条件的生产者才能进行生产经营活动，只允许哪些具备规定条件的食品才能进行生产销售的一种监管制度。它是一种政府行为，通过这项行政许可制度，可以从制度层面上保证食品的质量。该项制度主要包括三项内容：一是对食品生产企业实施食品生产许可制度。对于具备基本生产条件、能够保证食品质量安全的企业，发放《食品生产许可证》，准予生产获证范围内的产品；凡不具备保证产品质量必备条件的企业不得从事食品生产加工。二是对企业生产的出厂产品实施强制检验。未经检验或经检验不合格的食品不准出厂销售。对于不具备自检条件的生产企业强令实行委托检验。三是对实施食品生产许可制度，检验合格的食品加贴市场准入标志，即“QS”标志，向社会做出“质量安全”的承诺。

质量标志的概念和特征

质量标志是指由有关主管部门或组织，按照规定的程序颁发给生产者，用以表明该企业生产的该产品的质量已达到相应水平的证明标志。

质量标志的主要特征有以下几点：

(1) 质量标志的作用是表明产品质量的水平，是实物产品的质量信誉标志。它与厂名、厂址、商标等有着显著的区别。后者具有专用性和专有性，必须依法注册登记。质量标志无此特征。

(2) 质量标志必须由发证机关或组织颁发，并须经过一定的评审、考核程序，获准后方可使用。

食品质量安全市场准入标志的含义

“QS”标志属于质量标志，食品外包装加印（贴）“QS”标志代表着生产加工企业对所生产食品作出的明显保证。食品加印(贴)“QS”标志后有两

质量安全

点含义。

(1) 该食品的生产加工企业经过了保证产品质量必备条件的审查，并取得了食品生产许可证，企业具备生产合格食品的环境、设备和工艺条件，生产中使用的原材料符合国家的有关规定，生产过程中质量检验、质量管理均达到了国家有关要求，食品包装、贮存、运输和装卸食品的容器、包装、工具等均已符合要求，生产用的设备安全、清洁，对食品没有污染。

(2) 该食品经过检验合格出厂，食品各项指标均符合国家有关标准规定的要求。未取得食品生产许可证及出厂检验不合格的食品不得使用“QS”标志。出厂食品的检验，一般由经审查符合要求的检验部门进行检验。对于不具备检验能力和条件的企业，可以委托合法的产品质量检验机构进行检验。

“QS”标志的式样

我们要购买放心食品，就需要认准“QS”标志。食品市场准入标志由“质量安全”英文（Quality Safety）字头“QS”和“质量安全”中文字样组成。标志主色调为蓝色，字母“Q”与“质量安全”四个中文字样为蓝色，字母“S”为白色。标志的尺寸可以根据需要，按规定比例自行缩放，但不能变形、变色。需要注意的几个问题：

使用“QS”标志必须按照规定的颜色。

使用“QS”标志必须严格按照规定的尺寸进行同比例缩放。

使用“QS”标志必须按照规定的式样，图案必须准确。需要指出的是，“QS”标志图案的外框也是“QS”标志图案的一个组成部分。

“QS”标志使用者必须建立标志使用制度，定期向所在地质量技术监督部门报告“QS”标志使用情况。

"QS"标志只准使用在食品生产许可证范围内，并且经出厂检验合格的食品上，企业不得擅自使用或擅自转让。食品企业被吊销许可证或经检验不合格时，应及时停止使用"QS"标志。

"QS"认证的标志说明

食品市场准入标志由"QS"和"质量安全"中文字样组成。加贴（印）有"QS"标志的食品，即意味着该食品符合了质量安全的基本要求。鉴于一些不法分子的造假手段越来越无孔不入，国家质检总局表示，将出台一系列防伪措施，防止"QS"标志被伪造。

《食品生产许可证》编号为英文字母"QS"加12位阿拉伯数字。"QS"为"质量安全"英文（Quality Safety）缩写，编号前4位为受理机关编号，中间4位为产品类别编号，后4位为获证企业序号。

"QS"认证的意义

实行食品质量安全市场准入制度，是从我国的实际情况出发，为保证食品的质量安全所采取的一项重要措施。

实行食品质量安全市场准入制度，是提高食品质量、保证消费者安全健康的需要。食品是一种特殊商品，它最直接地关系到每一个消费者的身体健康和生命安全。近年来，在人民群众生活水平不断提高的同时，食品质量安全问题也日益突出，造成的中毒及死亡事故屡有发生，已经影响到人民群众的安全和健康，也引起了党中央、国务院的高度重视。为从食品生产加工的源头上确保食品质量安全，必须制定一套符合社会主义市场经济要求、运行有效、与国际通行做法一致的食品质量安全监管制度。"QS"制度就是这样一种制度。

实行食品质量安全市场准入制度，是保证食品生产加工的基本条件，强化食品生产法制管理的需要。我国食品工业的生产技术水平总体上同国际先进水平还有较大差距。许多食品生产加工企业规模极小，加工设备简陋，环境条件很差，技术力量薄弱，质量意识淡薄，难以保证食品的质量安全。企业是保证和提高产品质量的主体，为保证食品的质量安全，必须加强食品生产加工环节的监督管理，从企业的生产条件上把住市场准入关。

实行食品质量安全市场准入制度，是适应改革开放、创造良好经济运行环境的需要。在我国的食品生产加工和流通领域中，降低标准、偷工减料、以次充好、以假充真等违法活动也比较猖獗。为规范市场经济秩序，维护公平竞争，适应加入WTO以后我国社会经济进一步开放的形势，保护消费者的合法权益，也必须实行食品质量安全市场准入制度，通过采取审查生产条件、强制检验、加贴标志等措施，保障食品质量安全，并对违法犯罪活动实施有效的监督管理。

食品生产许可证（QS）条件

环境　食品生产加工企业必须具备保证产品质量的环境条件。主要包括食品生产企业周围不得有有害气体、放射性物质和扩散性污染源，不得有昆虫大量孳生的潜在场所；生产车间、库房等各项设施应根据生产工艺卫生要求和原材料储存等特点，设置相应的防鼠、防蚊蝇、防昆虫、防细菌隐藏和孳生的有效措施，避免危及食品质量安全。

生产设备　食品生产加工企业必须具备保证产品质量的生产设备、工艺装备和相关辅助设备，具有与保证产品质量相适应的原材料处理、加工、贮存等厂房和场所。生产不同的产品，需要的生产设备不同，例如对大米的生产加工则必须具备筛选清理设备、风选设备、磁选设备、砻岩机、碾米机、米筛等设备。虽然不同的产品需要的生产设备有所不同，但企业必须具备保证产品质量的生产设备、工艺装备等基本条件。

原材料要求 食品生产加工企业必须具备保证产品质量的原材料要求。虽然食品生产加工企业生产的食品有所不同，使用的原材料、添加剂等有所不同，但均应是无毒、无害、符合相应的强制性国家标准、行业标准及有关规定。如制作食品用水必须符合国家规定的城乡生活饮用水卫生标准，使用的添加剂、洗涤剂、消毒剂必须符合国家有关法律、法规的规定和标准的要求。食品生产企业不得使用过期、失效、变质、污秽不洁或者非食用的原材料来生产加工食品。例如生产大米不能使用已发霉变质的稻谷为原料进行加工生产。又如在食用植物油的生产中，严禁使用混有非食用植物的油料和油脂为原料加工生产食用植物油。

加工工艺及过程 食品加工工艺流程设置应当科学、合理。生产加工过程应当严格、规范，要采取必要的措施防止生食品与熟食品、原料与半成品和成品的交叉污染。加工工艺和生产过程是影响食品质量安全的重要环节，工艺流程控制不当会对食品质量安全造成重大影响。

产品标准要求 食品生产加工企业必须按照合法有效的产品标准组织生产，不得无标生产。食品质量必须符合相应的强制性国家标准和行业标准，以及企业明示采用的标准和各项质量要求。需要特别指出的是，对于强制性国家标准，企业必须执行，企业采用的企业标准不允许低于强制性国家标准的要求，且应在质量技术监督部门进行备案，否则，该企业标准无效；对于具体的产品其执行的标准各有不同，如生产小麦粉必须要

符合GB1355—1986《小麦粉》国家标准，小麦粉中使用的添加剂及添加量必须符合GB2760—1996《食品添加剂使用卫生标准》的要求，生产大米则要符合国家GB1354—1986《大米》的要求。

人员要求　在食品生产加工企业中，因各类人员工作岗位不同，所负责任不同，对其基本要求也有所不同。对于企业法定代表人和主要管理人员要求其必须了解与食品质量安全相关的法律法规知识，明确应负的责任和义务；对于企业的生产技术人员，则要求其必须具有与食品生产相适应的专业技术知识；对于生产操作人员上岗前应经过技术（技能）培训，并持证上岗；对于质量检验人员，应当参加培训、经考核合格取得规定的资格后，才能够持证上岗。从事食品生产加工的人员，特别是生产操作人员必须身体健康，无传染性疾病，能保持良好的个人卫生。

产品储运要求　企业应采取必要措施以保证产品在其贮存、运输的过程中质量不发生劣变。食品生产加工企业生产的成品必须存放在专用成品库房内。用于储存、运输和装卸食品的容器、包装、工具、设备必须无毒、无害，符合有关的卫生要求。在运输时不得将成品与污染物同车运输。

检验能力　食品生产加工企业应当具有与所生产产品相适应的质量检验和计量检测手段。如生产酱油的企业应具备酱油标准中规定的检验项目的检验能力。对于不具备出厂检验能力的企业，必须委托符合法定资格的检验机构进行产品出厂检验。企业的计量器具、检验和检测仪器属于强制检定范围的，必须经法定计量检定技术机构检定合格并在有效期内方可使用。

质量管理要求　食品生产加工企业应当建立健全产品质量管理制度。在质量管理制度中明确规定对质量有影响的部门、人员的质量职责和权限以及相互关系，规定检验部门、检验人员能独立行使的职权。在企业制定的产品质量管理制度中应有相应的考核办法，并严格实施。企业应实施从原材料进厂的进货验收到产品出厂的检验把关的全过程质量管理，严格实施岗位质量规范、质量责任以及相应的考核办法。不符合要求的原材料不准使用，不合格的产品严禁出厂，实行质量否决权。

产品包装标志要求　产品的包装是指在运输、储存、销售等流通过程中，为保护产品，方便运输，促进销售，按一定技术方法而采用的容器、材料及辅助物包装的总称。不同的产品其包装要求也不尽相同，例如食用植物油的包装容器，要求应采用无毒、耐油的材料制成。用于食品包装的材料如布袋、纸箱、玻璃容器、塑料制品等，必须清洁、无毒、无害，必须符合国家法律法规的规定，并符合国家相应的强制性标准要求。

食品标签的内容　食品标签的内容必须真实，必须符合国家法律法规的规定，并符合相应产品（标签）标准的要求。要标明产品名称、厂名、厂址、配料表、净含量、生产日期或保质期、产品标准代号和顺序号等。裸装食品在其出厂的大包装上使用的标签，也应当符合上述规定。

出厂的食品必须在最小销售单元的食品包装上标注《食品生产许可证》编号，并加印（贴）食品市场准入标志。

"QS"认证产品范围

老5类实施质量安全市场准入制度的食品

1. 小麦粉，包括所有以小麦为原料加工制作的通用小麦粉和专用小麦粉。通用小麦粉包括特制一等小麦粉、特制二等小麦粉、标准粉、普通粉、高筋小麦粉和低筋小麦粉。

2. 大米，包括所有以稻谷为原料加工制作的大米。

3. 食用植物油，包括以菜籽、大豆、葵花籽、棉籽、亚麻籽、油茶籽、玉米胚等植物油制取的毛油为原料，经过加工制作的半精炼食用植物油（一级油、二级油）和全精炼食用植物油（调和油、高级烹饪油、色拉油）。不包括芝麻油(香油)。

4. 酱油，包括酿造酱油和配制酱油。

5. 食醋，包括酿造食醋和配制食醋。不包括保健食醋。

另外，自2009年第三季度，国家质检总局已在全国范围内启动了对肉制品、乳制品、饮料、调味品、方便面、饼干、罐头、冷冻饮品、速冻的面米食品和膨化食品等10类食品实行质量安全市场准入制度的实施工作。

目前我国实施食品质量安全准入制度的28类食品是：1. 小麦粉；2. 大米；3. 食用植物油；4. 酱油；5. 食醋；6. 冷饮；7. 肉制品；8. 乳制品：包括奶粉、炼乳、奶酪；9. 饮料：包括矿泉水、纯净水、饮用水、碳酸饮料、茶饮料、果蔬饮料；10. 调味品；11. 方便面；12. 饼干；13. 罐头；14. 散装速冻面米食品；15. 膨化食品；16. 茶叶；17. 酱腌制品；18. 炒货制品；19. 可可制品；20. 蜜饯；21. 焙炒咖啡；22. 蛋制品；23. 水产加工制品；24. 淀粉及淀粉制品；25. 糖果制品；26. 啤酒；27. 黄酒；28. 葡萄酒。

什么样的食品是健康食品

健康食品萌芽于20世纪初，德国早在100年前就开始了健康食品的生产，美国的健康食品是在20世纪40年代初发展起来的，日本的健康食品也有了30多年的历史。健康食品的发展同心血管疾病、糖尿病、肥胖症等“文明病”发病率及我们的健康有关。

何谓健康食品？

H.Sinolair教授在《健康食品之基本原理》一文中曾说过一句很实际的话：“健康食品是很难予以确切定义的”。确实，“健康食品”具有多种含义，在不同的场合使用这个词语时的意义也是不同的。通常的一种理解是：“健康食品就是能够给人们带来健康的食品”。按照这个理解，与“健康食品”这一概念相对应的就是“垃圾食品”的概念，因为“垃圾食品”不能给人们带来健康。这种对“健康食品”的理解尽管很实用、很通行，但却是一种对“健康食品”不严格的比较模糊的理解，特别是在实践中，不易操作和把握。为了指导实践，H.Sinolair教授为“健康食品”给出了一个比较切合实际的定义：“健康食品是能全部保留营养学上合理的成分，并且始终未添加任何有害物质的食品”。H.Sinolair教授的“健康食品”概念，在现实生活中具有很大的指导作用。

根据这个定义我们可以发现，健康食品必须具备以下两个条件：

(1) 原料方面的要求：健康食品是用各种优质原料制成的，它能更好地满足人们在生理上和营养上的需求。

(2) 加工方面的要求：它没有由于人工化学物质（食品添加剂，残留农药和化肥残留，以及其他污染物质）过多而造成食品污染。

可见，健康食品同一般食品相比较，是安全性更大，并有助于营养均衡的食品。H.Sinolair教授对“健康食品”的这一定义，第一次引入了安全性内涵，不但要求了食品本身要有营养，而且要求食品安全，要求生产食品的环境和条件也要同时得到保障。所以有人称H.Sinolair教授给出的“健康食品”概念是一个目标概念，既提出了目标，也提出了要求。

同“健康食品”一起常用的还有“天然食品”。天然食品是指加工程度低，不加食品添加剂的食品。一般不包括生鲜鱼贝、未成熟的水果和肉类。从广义上讲，天然食品也被包括在健康食品之内。

人们的身体体质不一样，每个人对营养的需求是各不相同的。但是，从理论上讲，健康食品却有利于每一个正常的人。因为它保留住了食物的营养成分，并且是尽量不含食品添加剂的食品。因此，它是比一般食品更加优质的食品群。有的人由于偏食或食物摄取量不足而身体衰弱，有的人由于遭遇了问题食品而出现不适，或是由于残留在食品中的农药危害了身体健康，或是由于食品添加剂危害了身体健康等等。当我们面临这些问题的时候，解决问题的一条途径就是食用健康食品。从这个意义上讲，健康食品也可以叫做“预防医学食品”。比如在食用钙制食品的同时，如果再摄取适量的蛋白质和蔬菜，可以减少骨折；用红糖或蜂蜜代替白糖，可以抑制龋齿的发生；减少动物性蛋白质，增加植物性蛋白质，使二者得到良好的均衡，可以增强肌肉的力量等等。因此，要改善人们的饮食，并使之有利于身体健康，必须有目的地选用健康食品，并对健康食品的摄取方法进行必要的指导。

由于健康食品是尽量不含食品添加剂的食品。因此，它是不耐光、怕高温和怕高湿度的食品。所以从加工到消费必须在短期间内完成。健康食品的特征之一就是，它比一般加工食品的货架期要短得多。

日本学者今井良次在《健康食品》一书中还运用不同的标准将健康食品分成几个不同的类别。

按制作原料，健康食品可分为三类：天然食品、健康食品和特殊营养食品。

天然食品：①非农业种植食品:以野生的草根、树皮、海藻、霍菇等做原料的食品。②无农药残留食品:尽管是农业种植食品，但却是尽量不含有来自农药、化学肥料等有害物质污染的食品。

健康食品：①纯正食品:在生产加工阶段，尽量少混进变质或异常物质的食品。②无添加食品:不添加食品添加剂的食品。

特殊营养食品：①特殊营养食品（强化食品）:强化某一方面营养素的食品，如含碘食品;②病患者用的特殊用途的食品，根据病患者的病情，增加或减少必要营养素的食品。

按用途，健康食品也可分为三类：保健食品、药用食品和特殊用途食品。

保健食品（促使营养素均衡的食品）:分为乳儿和幼儿用的食品，孕妇和产妇用的食品，体力强化食品，老年人用的食品，一般的营养均衡食品等。

药用食品:强化食品，药效食品。

另外，还有专门为病患者食用而准备的特殊用途的食品等等，这其中就包括保健食品。

保健食品是根据人们的性别、年龄、劳动量和生活环境等，促使营养素均衡的食品。药用食品中，有增强消化吸收能力的酵素食品，还有治疗便秘，高胆固醇等症的纤维食品。现在人们正在期待着研究开发出抗癌食品和预防癌症的食品。各种病患者使用的食品有：减肥用的减肥食品，高血压病人、肾脏病人、肝脏病人、过敏症人、糖尿病病人等吃的低热量食品等。

面对各种夸大保健食品功效的广告，我们一定要保持清醒的头脑。

我国已对健康食品立法监管，只有那些得到了国家有关部门批准的食品才能使用特殊的健康食品标志，在市场出售。

如何识别健康食品

H.Sinolair教授给我们提出了“健康食品是能全部保留营养学上合理的成分，并且始终未添加任何有害物质的食品”这样一个定义。这个定义本身，就既蕴含了目标，也蕴含了要求。我们要生产出“健康食品”，就要经过一系列的环节和步骤。根据我国国情，为了生产出“健康食品”，进行了制度创新，设计出了由无公害农产品发展至绿色食品，再发展到有机食品这样三个阶段，最终生产出“健康食品”的路线图。那么作为我们老百姓，如何知道哪些食品是“健康食品”呢？答案很简单，靠标志。那么我们在日常生活中又到底应该依靠什么标志来识别健康食品呢？这里就来介绍三种主要的健康食品的标志，即无公害食品标志、绿色食品标志和有机食品标志。

1. 无公害食品标志

指产地生态环境清洁，按照特定的技术操作规程生产，将有害物含量控制在规定标准内，并由授权部门审定批准，允许使用无公害标志的食品。无公害食品注重产品的安全质量，其标准要求不是很高，涉及的内容也不是很多，适合我国当前的农业生产发展水平和国内消费者的需求。对于多数生产者来说，达到这一要求也不是很难。当前，农产品的生产需要由普通农产品发展到无公害农产品，再发展至绿色食品再发展到有机食品。绿色食品连接在无公害食品和有机食品之间，无公害食品是绿色食品发展的初级阶段，有机食品则是质量更高的绿色食品。

无公害农产品的标志：无公害农产品标志是由农业部和国家认证认可监督管理委员会联合制定并发布、实施于农业部农产品质量安全中心认证的产品及其包装上的证明性标志。无公害农产品标志是由麦穗、对勾和无公害农产品字样组成。麦穗代表农产品，对勾表示合格，金色寓意成熟和丰收，绿色象征和平和安全。无公害农产品标志规格分为5种，其尺寸（直径）分别为10 mm、15 mm、20 mm、30 mm、60 mm。

2. 绿色食品标志

绿色食品概念是由我们国家提出的。是指遵循可持续发展原则，按照特定生产方式生产，并经专门机构认证，许可使用绿色食品标志的无污染的安全、优质、营养类食品。由于与环境保护有关的事务国际上通常都冠之以“绿色”之名，为了更加突出这类食品出自良好生态环境的原因，因此定名为绿色食品。

无污染、安全、优质、营养是绿色食品的特征。无污染是指在绿色食品生产、加工过程中，通过严密监测、控制，防范农药残留，防范放射性物质、重金属、有害细菌等对食品生产各个环节的污染，以确保绿色食品产品的洁净与质量。

我国从1996年开始，在对绿色食品的申报审批过程中，将绿色食品区分为AA级和A级。

A级绿色食品，指食品的生产是在生态环境质量符合规定标准的产地，生产过程中允许限量使用限定的化学合成物质，按特定的操作规程生产、加工，产品质量及包装经检测、检验符合特定标准，并经专门机构认定，许可使用A级绿色食品标志的产品。

AA级绿色食品，是指食品的生产，是在环境质量符合规定标准的产地，生产过程中不使用任何有害化学合成物质，按特定的操作规程生产、加工，产品质量及包装经检测、检验符合特定标准，并经专门机构认定，许可使用AA级有绿色食品标志的产品。我国AA级绿色食品标准目前已经达到甚至超过国际有机农业运动联盟的有机食品的基本要求。

绿色食品的标志：绿色食品标志图形由三部分构成:上方的太阳、下方的叶片和中心的蓓蕾。标志图形为正圆形，意为保护。绿色食品标志图形描绘了一幅明媚阳光照耀下的和谐生机，告诉人们绿色食品正是出自纯净、良好生态环境的安全无污染食品，能给人们带来蓬勃的生命力。

3. 有机食品标志

有机食品是国际上普遍认同的叫法，这一名词是从英语Organic Food直译过来的。在国际上也有叫生态食品或生物食品的。要注意，这里所说的“有机”不是化学上的概念。国际有机农业运动联合会（IFOAM）给有机食品下的定义是：根据有机食品种植标准和生产加工技术规范而生产的，经过有机食品颁证组织认证并颁发证书的一切食品和农产品。我国国家环保局有机食品发展中心（OFDC），在认证标准中对有机食品下的定义是：来自于有机农业生产体系，根据有机认证标准生产、加工，并经独立的有机食品认证机构认证的农产品及其加工品等。包括粮食、蔬菜、水果、奶制品、禽畜产品、蜂蜜、水产品、调料等。

有机食品的三大特征是纯天然、无污染和高品质。因此有机食品是最有利于人体健康的食品。它比绿色食品要求更严、档次更高，因而更受消费者青睐。有机食品与无公害食品和绿色食品的最显著差别是，前者在其生产和加工过程中绝对禁止使用农药、化肥、除草剂、合成色素、激素等人工合成物质，后者则允许有限制地使用这些物质。因此，有机食品的生产要比其他食品难得多，需要建立全新的生产体系，采用相应的替代技术。

有机食品的标志：有机食品标志采用人手和叶片为创意元素。可感受到两种景象：其一是一只手向上持着一片绿叶，寓意人类对自然和生命的渴望；其二是两只手一上一下握在一起，将绿叶拟人化为自然的手，寓意人类的生存离不开大自然的呵护，人与自然需要和谐美好的生存关系。

在天然食品中，有许多对人体非常有益处的食品，但一般人对此了解并不多。为了帮助我们认识健康食品，世界卫生组织(WHO）经过3年的研究，为我们推荐了六类最佳健康食品。一是水果类健康食品；二是蔬菜类健康食品；三是肉食类健康食品；四是食油类健康食品；五是汤食类健康食品；六是益脑类健康食品。在此我们要注意到，这里所提到的健康食品概念，不同于上面H.Sinolair教授在《健康食品之基本原理》一文中给“健康食品”下的定义。因为，通过上面的分析，我们也知道，那是一个目标概念，是需要通过由无公害农产品发展至绿色食品，再发展到有机食品这样三个阶段才能达到的目标。而我们下面所谈到的“健康食品”，就是“能够给人们带来健康的食品”。是相对于“垃圾食品”而言的，是指这些食品自身所具有的营养元素，有助于我们人类的身体健康。

下面我们就在通常的理解意义上，分别对这些健康食品进行介绍。

水果类健康食品

9种水果类健康食品依次是木瓜、草莓、橘子、柑子、猕猴桃、芒果、杏、柿子和西瓜。

木瓜

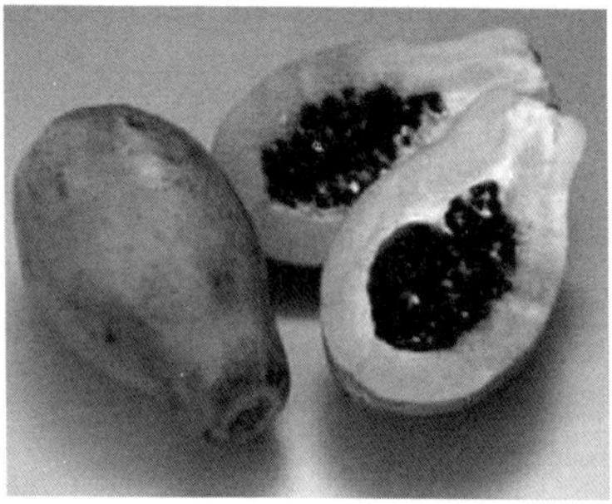

木瓜属于热带水果，有特殊而浓烈的香气，可生吃也可熟食，且一个木瓜的维生素C含量高达200毫克，所以广受民众喜爱。木瓜是抗病保健佳果又称万寿瓜，它不仅含有丰富的维生素C，并且还具备一些抗氧化物质，有抗癌的效果。其气味甘美，又好消化，几乎所有人都能吃。

木瓜中所含的蛋白分解酵素很强，如果要煮肉类的菜肴时，先把肉用木瓜的皮包裹起来放入冷藏室中冷藏一个晚上，隔天就可吃到细嫩的肉类了。单是木瓜的皮就有如此好的效果，连同果肉的话，效果就更好了。另外，木瓜也是美化肌肤的秘方，木瓜汁也适合油性皮肤的人作为洗脸液，抑油的效果不错。若是久病之后胃口不开，可将干木瓜置于枕边，将木瓜晒干或阴干之后，它的气味更浓、香味更烈，馥郁扑鼻，会令人胃口大开。

木瓜的食疗功能：

可以健脾消食：木瓜中的木瓜蛋白酶，可将脂肪分解为脂肪酸；现代医学发现，木瓜中含有一种酵素，能消化蛋白质，有利于人体对食物进行消化和吸收，故有健脾消食之功，其丰富的食物纤维还能够预防便秘的发生。

可以抗菌杀虫：番木瓜碱和木瓜蛋白酶具有抗结核杆菌及寄生虫如绦虫、蛔虫、鞭虫、阿米巴原虫等作用，故可用于杀虫抗菌。

有利于通乳抗癌：木瓜中的凝乳酶有通乳作用，番木瓜碱具有抗淋巴性白血病之功，故可用于通乳及辅助治疗淋巴性白血病（血癌）。

可以补充营养，提高抗病能力：木瓜中含有大量水分、碳水化合物、蛋白质、脂肪、多种维生素及多种人体必需的氨基酸，可有效补充人体的养分，增强机体的抗病能力。

可以护肤护眼：木瓜的色彩之所以如此鲜艳，是因为其含有充沛的橘色色素，此种色素具有维生素A的效果，可保护皮肤，并提供眼睛必要的养分。

可以抗痉挛：木瓜果肉中含有的番木瓜碱具有缓解痉挛疼痛的作用，对腓肠肌痉挛有明显的治疗作用。

可以治湿痹脚气：在中医的看法中，木瓜有消水肿、治脚气的功能，《本草纲目》上说：木瓜治湿痹脚气。因为木瓜有轻微的兴奋作用，它的功能包括化湿、舒筋消肿、治脚气湿痹、腰膝堕重，四肢关节不利等病。

草莓

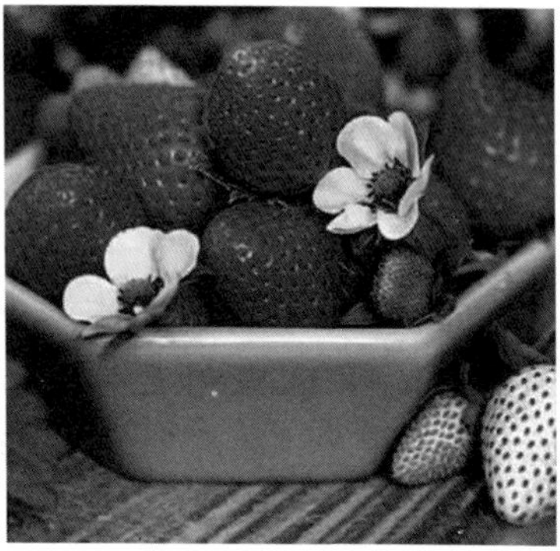

草莓又叫红莓、地莓等，台湾等地区称其为士多啤梨。它的外观呈心形，鲜美红嫩，果肉多汁，酸甜可口，香味浓郁，不仅有色彩，而且还有一般水果所没有的宜人的芳香，是水果中难得的色、香、味俱佳者。草莓是蔷薇科植物。我国有野生的草莓，但栽培草莓原产南美、欧洲等地，现在我国各地都有草莓栽培。每年6~7月间果实成熟时采摘。

草莓外观呈浆果状圆体或心形，鲜美红嫩，果肉多汁，酸甜可口，香味浓郁，是水果中难得的色、香、味俱佳者，因此常被人们誉为果中皇后。草莓含有丰富的维生素和矿物质，每百克含维生素C高达80毫克，远远高于苹果和梨；还含有葡萄糖、果糖、柠檬酸、苹果酸、胡萝卜素、核黄素等。这些营养素对儿童的生长发育有很好的促进作用，对老年人的健康亦很有益。尤其丰富的维生素C可以防治牙龈出血，能帮助促进伤口愈合，并会使皮肤细腻而有弹性。

中医认为，草莓味甘、性凉，有润肺生津、健脾和胃等功效，饭后食几颗草莓，有助于消化开胃，健脾生津。近来医学家发现，经常食用草莓对防治动脉硬化和冠心病也有益处。据国外医学家研究，草莓中含有抗癌成分，可抑制肿瘤细胞的生长。在欧洲，草莓早就享有“水果皇后”的美称，并被作为儿童和老年人的保健食品。

橘子

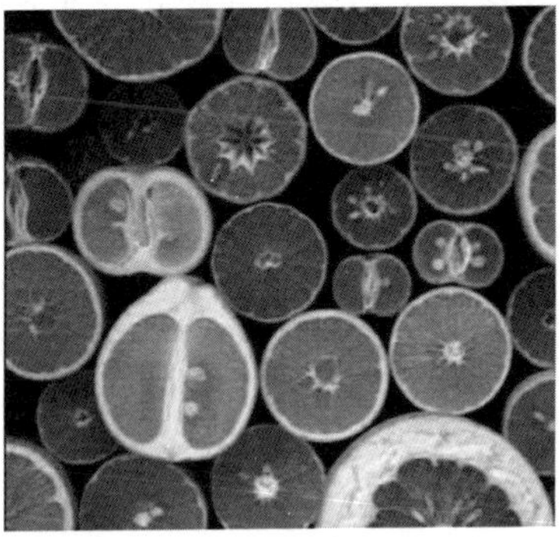

橘子常与柑子一起被统称为柑橘，颜色鲜艳，酸酸可口，是日常生活中最常见的水果之一。橘子的营养丰富，在每百克橘子果肉中，含蛋白质0.9克，脂肪0.1克，碳水化合物12.8克，粗纤维0.4克，钙56毫克，磷15毫克，铁0.2毫克，胡萝卜素0.55毫克，维生素B_1 0.08毫克，维生素B_2 0.3毫克，烟酸0.3毫克，维生素C 34毫克以及橘皮甙、柠檬酸、苹果酸、枸橼酸等营养物质。与梨相比，其蛋白质含量是梨的9倍，钙的含量是梨的5倍，磷的含量是梨的5.5倍，维生素B_1的含量是梨的8倍，维生素B_2的含量是梨的3倍，烟酸的含量是梨的1.5倍，维生素C的含量是梨的10倍，可谓营养丰富。

橘子富含维生素C与柠檬酸，前者具有美容作用，后者则具有消除疲劳的作用。如果把橘子内侧的薄皮一起吃下去，除维生素C外，还可摄取膳食纤维——果胶，它可以促进通便，并且可以降低胆固醇。橘皮苷可以加强毛细血管的韧性，降血压，扩张心脏的冠状动脉，因此可以说，橘子是预防冠心病和动脉硬化的食品。日本研究人员对6 000多人进行调查后发现，吃橘子的人患冠心病、高血压、糖尿病、痛风的比率比较低。美国佛罗里达大学研究人员证实，食用柑橘可以降低沉积在动脉血管中的胆固醇，有助于使动脉粥样硬化发生逆转。在鲜柑橘汁中，有一种抗癌活性很强的物质“诺米灵”，它能使致癌化学物质分解，抑制和阻断癌细胞的生长，使人体内除毒酶的活性成倍提高，阻止致癌物对细胞核内的损伤，保护基因的完好。橘子还有抑制葡萄球菌的作用，可使血压升高、心脏兴奋，抑制胃肠、子宫蠕动，还可降低毛细血管的脆性，减少微血管出血。

中医认为，橘子肉、皮、络、核、叶都是药。橘子皮，又称陈皮，是重要药物之一。《本草纲目》中说陈皮是“同补药则补；同泻药则泻；同升药则升；同降药则降。”橘皮是一味理气、除燥、利湿、化痰、止咳、健脾、和胃的药；刮去白色内层的橘皮表皮称为橘红，具有理肺气、祛痰、止咳的作用；橘瓤上的筋膜称为橘络，具有通经络、消痰积的作用，可治疗胸闷肋痛、肋间神经痛等症；橘子核可治疗腰痛、疝气痛等症；橘叶具有疏肝作用，可治肋痛及乳腺炎初起等症；橘肉具有开胃理气、止咳润肺的作用，常吃橘子，对治疗急慢性支气管炎、老年咳嗽气喘、津液不足、消化不良、伤酒烦渴、慢性胃病等有一定的效果。

猕猴桃

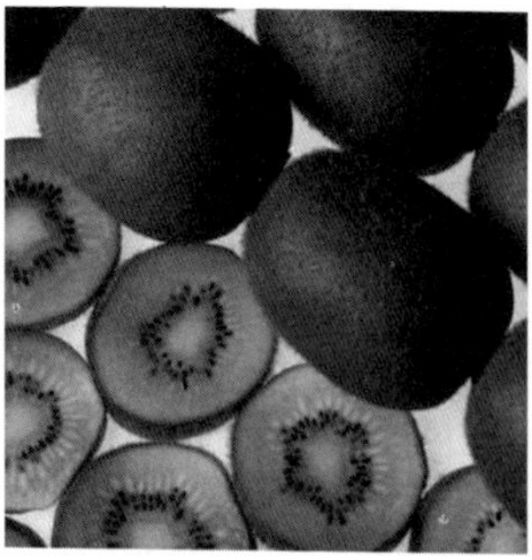

猕猴桃又称奇异果，外皮除含有丰富果胶，可降低血中胆固醇外，更包含了整个果实中百分之八十的营养。因此食用其外皮为最佳地选择。猕猴桃中所含纤维，有三分之一是果胶，特别是皮和果肉接触部分。果胶可降低血中胆固醇浓度，预防心血管疾病。

猕猴桃营养丰富，美味可口。果实中含糖量13%左右，含酸量2%左右，而且还每百克果肉含维生素400毫克，比柑橘高近9倍。鲜果酸甜适度，清香爽口。称之为“超级水果”，名副其实。

据研究显示，猕猴桃被认为是营养密度最高的水果，每天吃两颗猕猴桃，可补充身体中的钙质，增强人体对食物的吸收力，改善睡眠品质。奇异果中的微酸，能促进肠胃蠕动，减少肠胃胀气，改善睡眠状态。猕猴桃有丰富的维生素C，一颗猕猴桃含的维生素C就有87毫克，且果肉中黑色颗粒部分，有丰富的维生素E，可以防止发生黄斑部病变。且猕猴桃属低脂低热量水果，还有丰富的叶酸、膳食纤维、低钠高钾等。猕猴桃中所含的精氨酸能帮助伤口愈合，并有治疗阳痿的作用。猕猴桃中含有多种氨基酸，像麸氨酸及精氨酸这两种氨基酸可作为脑部神经传导物质、促进生长激素分泌。猕猴桃是一种营养价值极高的水果，其可溶性固形物含量为14%~20%，含亮氨酸、苯丙氨酸、异亮氨酸、酪氨酸、缬氨酸、丙氨酸等十多种氨基酸，含有丰富的矿物质，每100克果肉含钙27毫克，磷26毫克，铁1.2毫克，还含有胡萝卜素和多种维生素，其中维生素C的含量达100毫克（每百克果肉中）以上，有的品种高达300毫克以上，是柑橘的5~10倍，苹果等水果的15~30倍，因而在世界上被誉为“水果之王”。由于猕猴桃营养全面、丰富，含有一些人体不可缺少的重要物质，因此，对保持人体健康，防病治病具有重要的作用。多食用猕猴桃可以预防老年骨质疏松；抑制胆固醇在动脉内壁的沉积，从而防治动脉硬化；可改善心肌功能，防治心脏病等。在抗癌方面，猕猴桃在天然抗氧剂含量方面居第四，具有抑制肠道内亚硝胺对组织的诱变作用。一些癌症病人食用猕猴桃后，可以减轻病人作X线照射和化疗中产生的副作用或毒性反应。多食用猕猴桃，还具有阻止体内产生过多的过氧化物，防止老年斑的形成，延缓人体衰老。猕猴桃汁可抑制黑素瘤和皮肤癌的发生；猕猴桃果实中含有精氨酸，心脏病学家发现它可改善血液流动和阻止动脉血中血栓的形成；叶黄素，是猕猴桃中一种重要的化学成分，与防治前列腺癌和肺癌有关。

芒果

芒果为著名热带水果之一，又名檬果、漭果、闷果、蜜望、望果、庵波罗果等，因其果肉细腻，风味独特，深受人们喜爱，所以素有“热带果王”之誉称。

芒果色、香、味俱佳，营养丰富，每百克果肉含维生素C 56.4~137.5毫克，有的可高达189毫克；含糖量14%~16%；种子中含蛋白质5.6%；脂肪16.1%；碳水化合物69.3%。食用芒果具有益胃、解渴、利尿的功用，种子则可作杀虫剂和收敛剂。芒果果肉多汁，鲜美可口，兼有桃、杏、李和苹果等的滋味，如盛夏吃上几个，能生津止渴，消暑舒神。由于芒果不便保鲜储藏和长途运输，所以人们往往把它加工成糖水罐头、蜜饯、果酒、果干、果酱、果冻等。芒果蜜饯中的话芒果、蜜芒果和甘草芒果，早已名声在外，赞誉有加。

芒果营养丰富，食用芒果具有抗癌、美化肌肤，防治高血压、动脉硬化，防治便秘、止咳、清肠胃的功效。果实除鲜食外，还可加工成果汁、果酱、糖水果片、蜜饯、盐渍品等食品，此外，芒果叶的提取物还能抑制化脓球菌、大肠杆菌、绿脓杆菌，同时具有抑制流感病毒的作用。据中医食疗性味分析，芒果属于性平味甘、解渴生津的果品。生食能止呕，治晕船浪，效用与酸话梅一样。不惯坐船者，饱受颠簸后胸口郁闷，不妨吃点芒果。孕妇作闷作呕时，可吃芒果肉或以芒果煎水进食。

芒果虽好但也应注意吃芒果时的不宜：

饱饭后不可食用芒果，不可与大蒜等辛辣物质共同食用，否则，可以引发人的身体发黄之病，俗称黄病，目前，其发病机理还不清楚。这并不仅仅是世俗的经验之谈，据最新报道，有因为吃了过量的芒果而引起肾炎的病例，故当注意。

芒果叶或汁对过敏体质的人可引起皮炎，应当注意。

虚寒咳嗽（喉痒痰白）者应避免进食芒果，以免令喉头发痒。而哮喘患者，亦应遵照医生嘱咐戒吃。其实，不止中医有此嘱咐，西医也有将芒果列入哮喘忌口清单。

中医认为，芒果性质带湿毒，若本身患有皮肤病或肿瘤，应避免进食。体质带湿者再进食湿毒食物如芒果，可能会令情况恶化。皮肤病如湿疹、疮疡流脓，妇科病如白带，内科病如水肿、脚气等，中医上都称之为湿。

世界上消费量最大的前26种水果中，猕猴桃果实中的V_C、Mg及微量元素含量最高，猕猴桃由于较香蕉、柑橘含有的钾多而位居榜首。

蔬菜类健康食品

世界卫生组织（WHO）推荐的13种最佳蔬菜依次是：红薯、芦笋、卷心菜、花椰菜、芹菜、茄子、甜菜、胡萝卜、荠菜、苤蓝菜、金针菇、雪里红、大白菜。 红薯含有丰富的纤维、钾、铁和维生素B_6，不仅能防止衰老、预防动脉硬化，还是抗癌能手，所以它被选为蔬菜之首。

红薯

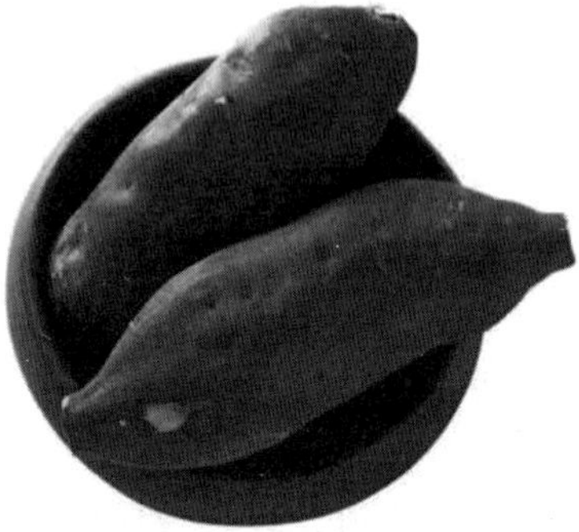

不起眼的红薯到底有何神通，能够成为“冠军菜”？这是因为它具有鲜为人知的防止亚健康、减肥、健美和抗癌等作用。

红薯，又称地瓜、白薯、甘薯、番薯、红苕等，为旋花科番薯属一年生植物，是一种药食兼用的健康食品。红薯原产美洲。欧洲第一批红薯是由哥伦布于1492年带回的，然后又经葡萄牙等地传入非洲，并由太平洋群岛传入亚洲。红薯最初引入我国是在明朝万历年间。当时福建华侨陈振龙常到吕宋（现今菲律宾）经商，发现吕宋出产的红薯产量高，于是他就耐心地向当地农民学习种植之法，并在回国的时候将藤蔓带回中国。后来经过陈氏家族的推广，红薯在全国普遍栽种。如今，除青藏高原地区外，中国大江南北皆有其踪迹。红薯品种颇多，形状有纺锤、圆筒、椭圆、球形之分，皮色有白、淡黄、黄、红、紫红之别，肉色有黄、杏黄、紫红诸种。近年来经过品种改革，红薯变得更加美味。

红薯味道甜美，富含碳水化合物、膳食纤维、胡萝卜素、维生素以及钾、镁、铜、硒、钙等10余种元素，是我国人民喜爱的粮菜兼用的天然健康食品。红薯中含有多种人体需要的营养物质，如蛋白质、碳水化合物、脂肪、磷、钙、铁、维生素、胡萝卜素等。其中维生素B_1、B_2的含量分别比大米高近6倍和3倍。红薯还含有丰富的赖氨酸，正是其他谷类粮食作物所缺乏的，将红薯与米、面搭配食用，可使蛋白质组成更为全面。同重量的红薯产热量仅为大米的1/3，是很好的低脂肪、低热能食品，同时又能有效地阻止糖类变为脂肪，有利于减肥、健美。

1. 红薯的保健功能

(1) 养生：红薯虽小，养生保健作用却很大，尤其是对老年人健康非常有益。由于红薯属碱性食物，有利于维护血液的酸碱平衡。一般食物都是酸性的，比如粮食、鸡、鸭、鱼、肉等，而人体的pH为7.34，偏酸，所以吃红薯有利于人体的酸碱平衡。同时吃红薯能降低血胆固醇，防止亚健康和心脑血管病等“现代病”。红薯中含有大量黏液蛋白、黏液多糖等，它们能保持人体心血管壁的弹性，防止动脉粥样硬化的发生，还能保持呼吸道、消化道、关节腔的润滑。此外，红薯中所含淀粉及纤维素在肠道内可吸附大量水分，有利于防治便秘，减少肠癌的发生。

(2) 抗癌：红薯居于抗癌食物的首位。日本国家癌症研究中心公布的20种抗癌蔬菜“排行榜”为：红薯、芦笋、花椰菜、卷心菜、西兰花、芹菜、甜椒、胡萝卜、金花菜、苋菜、荠菜、苤蓝、芥菜、西红柿、大葱、大蒜、青瓜、大白菜等，其中红薯名列榜首。红薯含有独特的生物类黄酮成分，这种物质既防癌又益寿，是一种与肾上腺所分泌的激素相似的类固醇。国外学者称之为“冒牌荷尔蒙”。它能有效抑制乳腺癌和结肠癌的发生。红薯对人体器官黏膜有特殊的保护作用，可抑制胆固醇的沉积，保持血管弹性，防止肝肾中的结缔组织萎缩，防止胶原病的发生。而且日本医生通过对26万人的饮食调查发现，熟红薯的抑癌率高于生红薯。我国医学工作者曾对广西西部的百岁老人之乡进行调查后发现，此地的长寿老人有一个共同的特点，就是习惯每日吃红薯。还有一所美国大学研究发现，红薯中有一种叫脱氢去雄酮的物质，对防治癌症有一定的效果。

中医理论认为，由于红薯含有丰富的膳食纤维，利于通便排毒，能起到减少人体内垃圾、毒素积存的作用，对预防结肠癌等癌症有益。当然，红薯虽有一定的抗癌效果，但对红薯抗癌的“本事”不能夸大，要辨证看待，因为其机理尚未完全清楚，红薯的最大功效还应放在防止亚健康、通便排毒等方面。

2. 食用红薯时应注意事项

红薯虽被世界卫生组织列为健康食品，但注意，它在健康食品名单上是列入“蔬菜类”的，是“蔬菜类健康食品之首”。把红薯当副食，当蔬菜吃，适量吃一点，益处不少。但如果将红薯当“顿”吃，当主食吃，却使不得。

红薯含有“气化酶”，吃后有时会发生烧心、吐酸水、肚胀排气等现象。只要一次不吃得过多，而且和米面搭配着吃，并配以咸菜或喝点菜汤即可避免。

红薯在胃中产酸，所以胃溃疡及胃酸过多的患者不宜食用。烂红薯（带有黑斑的红薯）和发芽的红薯可使人中毒，不可食用。

红薯等根茎类蔬菜含有大量淀粉，可以加工成粉条食用，但制作过程中往往会加入明矾。若过多食用会导致铝在体内蓄积，不利健康。

注意红薯要吃熟不吃生。因为红薯中所含的大量淀粉粒外面包裹着一层坚韧的细胞膜，只有煮熟蒸透后，人体才能够消化吸收。同时也只有煮熟蒸透后，才能将大部分红薯中的氧化酶破坏掉，以减少二氧化碳气体在体内的产生。吃红薯一次不可吃得过多，尽量采用细加工并且最好与米、面搭配食用，以减少胃酸产生防止肚胀、烧心等症状出现。

芦笋

芦笋原产于希腊，至今已经有2500多年的食用历史，是欧洲美食中人们极喜欢吃的菜品之一。在中国，芦笋也是餐桌上的宠儿，北京人称其为“龙须菜”、“猪尾巴”、“蚂蚁杆”、“狼尾巴根”；东北人称之为“药鸡豆子”；甘肃人称之为“假天麻”、“假天门冬”等等。

芦笋的嫩茎中富含多种氨基酸、蛋白质和维生素，其中维生素A的含量是胡萝卜的1.5倍。同时，B族维生素的含量之多，为一般蔬菜和水果的几倍甚至几十倍。芦笋中含有大量能有效地控制癌细胞生长，促进细胞生长正常化的物质。如：芦丁、皂角甙、维生素E、天门冬氨酸、叶酸以及多种甾体皂甙物质和微量元素硒、钼、铬、锰等具有调节机体代谢、排毒利尿、提高机体免疫力的功效。对癌症、高血压、高血脂、心脏病等具有良好的预防治疗作用。人们希望身体健康，可以经常吃芦笋，让芦笋中的各种营养元素源源不断地发挥其保健功能。

芦笋的食疗作用：

从严格的意义上讲，任何一种蔬菜及水果食品，都具有一定的防病保健与治疗作用，只是其作用范围及功效大小有区别而已。其中芦笋表现特别突出，因此，受到国内外许多营养生理生化学家和药理学家及临床医学家的重视，并做了大量的试验研究和临床应用工作。很多研究从理论上和实践上证明了芦笋确具如下的功效：

可抑制肿瘤细胞生长和用于辅助治疗癌症患者。芦笋中除含有组织蛋白、叶酸、天门冬酰胺外，其所含的微量元素如硒、钼、锰、铬等在抑制肿瘤细胞生长和治疗癌症患者上也起重要作用。

可预防和辅助治疗高血压、心脏病、膀胱炎、肾炎及水肿等疾病。芦笋中的非蛋白含氮化合物质，如天门冬酰胺、天门冬氨酸等是其主要物质。天门冬酰胺是氨基酸的酰胺体，对人体具有许多特殊的生理功能，除利小便及预防和治疗上述多种疾病外，还具有镇静作用。吃芦笋或芦笋饮料后，经1小时左右，从排出的小便中可闻到浓重的芦笋气味，小便变得清亮，尤其是吃绿芦笋后的效果更明显。

可以抗疲劳及增进食欲。天门冬酰胺在天门冬酰胺酶的作用下，与水反应后生成天门冬酰胺酸和氨，天门冬酰胺酸及其盐类物质，可以起到消除疲劳和增强体力的作用。并在治疗精力疲乏、食欲不振、蛋白质代谢障碍和肝机能障碍等疾病方面有一定作用。

可帮助清除人体内代谢过程产生的有毒物，提高人体的免疫力。芦笋所含的多种维生素、微量元素及芦丁、甘露聚糖、叶酸、胆碱及精氨酸等，均对人体保健有重要作用。

但值得注意的是，有痛风和肾结石的病人要少吃芦笋，因为在芦笋中含有很多构成尿酸的主要物质尿环。

卷心菜

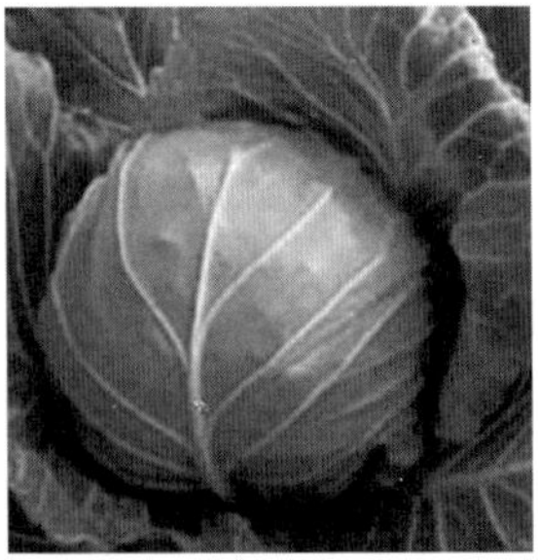

卷心菜别名圆白菜或洋白菜，包菜也叫包心菜，日本称为野菜，广西有一部分的人也叫做野菜，还叫莲花白、莲白、大

头菜等，属于甘蓝的变种，我国各地都有栽培。卷心菜来自欧洲地中海地区，是西方人最为重要的蔬菜之一，属于十字花科。卷心菜营养相当丰富，含有大量的维生素C、纤维素以及碳水化合物及各种矿物质，卷心菜富含的维生素A，比西红柿多3倍；矿物质钙，比黄瓜多4倍；还含有大量的维生素E和胡萝卜素。

卷心菜的食疗作用：

能增强机体免疫力

卷心菜中含有大量人体必需营养素，如多种氨基酸、胡萝卜素等，其维生素C含量尤多，比橘子的含量多1倍，比西瓜多20倍，这些营养素都具有提高人体免疫功能的作用。

有利于防癌抗癌

试验证实卷心菜是“抗癌明星”，尤其是对乳腺癌、结肠癌和肝癌预防效果很好。卷心菜中的果胶及大量粗纤维能够结合并阻止肠道吸收毒素，促进排便，达到防癌的目的。卷心菜这种奇特功效的秘密，在于叶内含有一种特殊的香味，而这种香味来自一种叫做“异硫氰酸酯”的化学物质，抗癌功效卓越。

能促进血液循环和儿童发育

卷心菜中含丰富的维生素A、钙和磷。这些物质是促进骨骼发育，防止骨质疏松的主要营养物质，所以常食卷心菜有利于儿童生长发育和老年人骨骼健壮，对促进血液循环也有很大的好处。

能清热解毒

中医认为经常食用卷心菜能性甘平，无毒，有补髓，利关节，壮筋骨，利五脏，调六腑，清热止痛等功效。

具有一定美容祛斑作用

卷心菜还富含延缓衰老的抗氧化成分，具有提高免疫力、抵抗衰老的作用。特别是卷心菜的叶子，抗氧化作用尤其强。

经常吃卷心菜对皮肤美容也有一定的功效，能防止皮肤色素沉淀，减少青年人雀斑，延缓老年斑的出现。

需要注意的是，卷心菜在购买时不宜多，以免搁放几天后，大量的维生素C被破坏，减少菜品本身应具有的营养成分。

花椰菜

花椰菜俗称菜花，有白、绿两种，绿色的又叫西兰花、青花菜。它们是由甘蓝演化而来的。白、绿两种菜花其营养、作用基本相同，绿色的较白色的胡萝卜素含量要高些。花椰菜的营养较一般蔬菜丰富。它含有蛋白质、脂肪、碳水化合物、食物纤维、维生素A、B、C、E和钙、磷、铁等矿物质。维生素C含量较高，每100克中含维生素C85~100毫克，比大白菜高4倍，胡萝卜素含量是大白菜的8倍，维生素B_2的含量是大白菜的2倍。花椰菜含有一般蔬菜所没有的丰富的维生素K、还是含有类黄酮最多的食物之一。花椰菜是全世界公认的最具防癌性的食物之一，它含有的硒具有增强人体免疫力、调节新陈代谢功能，预防疾病的作用。花椰菜的钾元素含量也很高，有助于排出体内积蓄的盐分。同时其中的类黄酮还能够很好地清理血管，阻止血液中过多胆固醇氧化，将花椰菜白灼或清炒着吃还能双倍吸收维生素E。

花椰菜的食疗作用

有利于促进儿童生长：儿童常吃花椰菜，可促进生长、维持牙齿及骨骼正常、保护视力、提高记忆力。

有利于抗癌：美国和其他国家的科学家研究发现，花椰菜的主要成分具有抗癌作用。花椰菜中含有“索弗拉芬”能刺激细胞制造对机体有益的保护酶—Ⅱ型酶。这种具有非常强的抗癌活性酶，可使细胞形成对抗外来致癌物侵蚀的膜，对防止多种癌症起到积极的作用。尤其是患胃癌时，人体血清硒的水平明显下降，胃液中的维生素C的浓度也显著低于正常人，而花椰菜不但能给人补充一定量的硒和维生素C，同时也能供给丰富的胡萝卜素，起到阻止癌前病变细胞形成的作用，抑制癌细胞生长。现今，花椰菜已被各国营养学家列入人们的抗癌食谱，长期食用可以减少乳腺癌、直肠癌及胃癌等癌症的发病概率。

可以防止感染、清洁血管：花椰菜是含有类黄酮最多的食物之一。类黄酮除了可以防止感染，还是最好的血管清理剂，能够阻止胆固醇氧化，防止血小板凝结成块，因而减少心脏病与中风的危险。

补充维生素K：有些人的皮肤一旦受到小小的碰撞和伤害就会变得青一块紫一块，这是因为体内缺乏维生素K的缘故。补充的最佳途径就是多吃花椰菜，多吃花椰菜还会使血管壁加强，不容易破裂。

能增强免疫力：花椰菜的维生素C含量极高，不但有利于人的生长发育，更重要的是能提高人体免疫功能，促进肝脏解毒，增强人的体质，增加抗病能力，提高机体免疫功能。

能清热利尿：在暑热之际，口干渴、小便呈金黄色，大便硬实或不畅通时，用花椰菜30克煎汤，频频饮服，有清热解渴，利尿通便之功效。

食用花椰菜时应注意以下事项：

花椰菜虽然营养丰富，但一般农户栽培，常有残留的农药，还容易生菜虫，所以在吃之前，可将花椰菜放在盐水里浸泡几分钟，菜虫就跑出来了，还可去除残留农药。

吃的时候要多嚼几次，这样才更有利于营养的吸收。

花椰菜及其他芥菜科熟菜含少量的致甲状腺肿的物质（致甲状腺肿物），这种物质干扰甲状腺对碘素的利用，因而致使甲状腺扩大（构成甲状腺肿）以图补偿甲状腺激素的缺乏。应该提醒的是，甲状腺肿可以通过食用足量的碘来中和，这些碘由碘盐、海鱼、海味食物和海藻如海草等食品均可提供。

芹菜

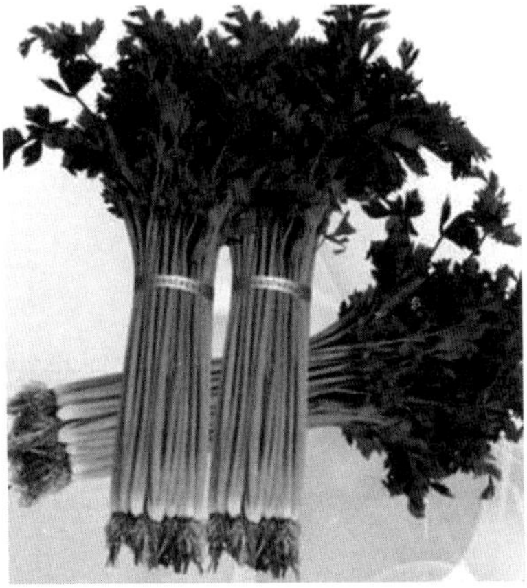

芹菜营养丰富，每100克食用部分（含茎、叶）含蛋白质1.9毫克、粗纤维1.7克、钙60毫克、磷51毫克、铁0.9毫克，尤其维生素B含量较多。矿物质元素钙、磷、铁的含量更是高于一般绿色蔬菜，芹菜不但营养丰富，而且有药用价值。历代医学文献都有论述，认为芹菜有“甘凉清胃，涤热祛风，利口齿、咽喉，明目和养精益气、补血健脾、止咳利尿、降压镇静”等功用。经常吃些芹菜，对于及时吸收、补充自身所需要的营养，维持正常的生理机能，增强人体抵抗力，都大有益处。由于芹菜富含矿物质元素，所以处于生长发育期的少年儿童以及孕妇、正在哺乳期的妇女，更宜多吃芹菜，以增加体内的钙和铁。同时，芹菜还含有挥发性的芳香油，香味诱人，吃些芹菜对增进食欲，帮助消化、吸收食物营养都大有好处。

芹菜的食疗作用：

有利于平肝降压：中医临床表明，芹菜是治疗高血压的有效药物。美国芝加哥大学的研究人员在芹菜中找到了一种化学物质，可以让血管平滑肌舒张，血液能够更通畅地在体内循环，血压因而降低。比起降血压的药物来说，芹菜具有同样的功效，却没有不良的副作用。如果你只是血压稍高，而医生尚未决定是否应该给你吃药，不妨试试每天食用4棵芹菜，为期1周看效果如何。

有利于镇静安神：从芹菜籽中分离出的一种碱性成分，对人体能起安定作用；芹菜素口服能对抗兴奋，有利于安定情绪，消除烦躁。

有利于利尿消肿：芹菜含有利尿有效成分，消除体内水钠潴留，利尿消肿。

有利于防癌抗癌：芹菜是高纤维食物，它经肠内消化作用产生一种木质素或肠内脂的物质，这类物质是一种抗氧化剂，高浓度时可抑制肠内细菌产生的致癌物质。

可以养血补虚：芹菜含铁量较高，能补充妇女经血的损失。

可以清热解毒：气候干燥的时候人们往往感到口干舌燥气喘心烦，身体不适，常吃些芹菜有助于清热解毒，去病强身。

能减少烟毒：吸烟是导致肺癌的重要因素之一。英国科学家研究发现，常食芹菜可部分抵消烟草中有毒物质对肺的损害。如果吸烟者每天吃60克芹菜，凉拌食用最好，能起到预防肺癌的功效。据报道，有关专家已经能从芹菜中提取一种有效物质，专门用于防治肺癌。

有利于减肥：芹菜含有刺激体内脂肪消耗的化学物质，再加上其富含粗纤维，故而有较好的减肥效果。同时芹菜中含有大量的钙和钾，可以减少下半身的浮肿，特别适合希望美腿的时尚女士。

茄子

茄子又名落苏、茄瓜，是餐桌上十分常见的家常蔬菜，也是为数不多的紫色蔬菜之一。蔬菜的营养价值高低遵循颜色由深到浅的规律，颜色愈深的价值愈高。所以，按顺序排列，紫色食品的营养价值仅次于黑色食品，而高于绿色、红色、黄色、白色等食品。食品的颜色不仅能体现营养价值，对人心情的调节也有一定作用。紫色集合了一热一冷的红色与蓝色，所以紫色能够起到保持身心平衡、舒缓镇静的作用。紫色食品有助于调节身体的新陈代谢。特别是许多紫色蔬果中含有丰富的花青素，这是一种简单有效的抗氧化剂，有改善血液循环、预防某些疾病发生的作用。比如紫椒含较多的维生素等抗氧化物质，能预防癌症与慢性病；紫葡萄的皮内含有抗高血压的物质，葡萄汁能提高血浆里的维生素E以及抗氧化剂的含量；紫玉米中的色素具有非常好的抑制癌症的功效；紫甘蓝含有丰富的维生素C，能保健美容，且适合减肥者食用；紫菜、海带、海苔等紫色的含碘食物对甲状腺非常有益，同时能强化脑功能。茄子也不例外，营养丰富，含有蛋白质、脂肪、碳水化合物、维生素以及钙、磷、铁等多种营养成分。特别是在它的紫皮中含有丰富的维生素P，且维生素P的含量还很高。每100克中高达720毫克。所以茄子不仅是一种价廉物美的大众蔬菜，还是一种防病治病的食疗佳品。

茄子的食疗作用：

有利于保护心血管、抗坏血酸：茄子的维生素P是黄酮类化合物，能增强人体细胞间的黏着力，具有增强血管弹性、降低毛细血管通透性、防止毛细血管破裂的作用，使心血管保持正常的功能。因此，茄子对动脉硬化症、高血压、冠心病和坏血病患者都非常有益。此外，茄子还有防治坏血病及促进伤口愈合的功效。

能降低胆固醇：茄子纤维中含有一种叫“皂草苷”的物质，它可以降低血液中胆固醇的含量。

有利于防癌：茄子中含有龙葵碱，能抑制消化道内肿瘤细胞的增殖，对胃癌、直肠癌有抑制作用。

能清热消肿：中医学认为，茄子性凉、味甘，具有清热止血、消肿止痛、祛风通络、宽肠利气等功能，对治疗热毒疮疡、皮肤溃烂、口舌生疮、痔疮下血等很有裨益。特别是在夏天食用，非常适宜那些易生痱子、生疮疖的人。

有利于抗衰老：茄子还含有丰富的维生素E，对延缓人体衰老具有积极意义。

需要提醒的是，茄子不适合消化不良、容易腹泻的人。李时珍在《本草纲目》中明确指出：“茄性寒利，多食必腹痛下痢。”

肉食类健康食品

最佳肉食当数鹅肉、鸭肉和鸡肉，鹅肉和鸭肉的化学结构很接近橄榄油，对心脏有好处，尤其是老人不妨适当多吃点。鸡肉是公认的“蛋白质的最佳来源”，老人、孩子更要及时补充。

鹅肉

鹅是食草动物，鹅肉是理想的高蛋白、低脂肪、低胆固醇的营养健康食品。它含有人体生长发育所必需的各种氨基酸，其组成接近人体所需氨基酸的比例，从生物学价值上来看，鹅肉是优质蛋白质。鹅肉中的脂肪含量较低，仅比鸡肉高一点，比其他肉要低得多。鹅肉不仅脂肪含量低，而且品质好，不饱和脂肪酸的含量高，特别是亚麻酸含量均超过其他肉类，对人体健康有利。鹅肉脂肪的熔点亦很低，质地柔软，容易被人体消化吸收。

鹅肉含蛋白质、脂肪、维生素A、B族维生素、烟酸。鹅蛋含蛋白质、油脂、卵磷脂、维生素、钙、镁、铁等。鹅肉蛋白质的含量很高，富含人体必需的多种氨基酸、多种维生素、微量元素，并且脂肪含量很低。鹅肉营养丰富，脂肪含量低，不饱和脂肪酸含量高，对人体健康十分有利。根据测定，鹅肉蛋白质含量比鸭肉、鸡肉、牛肉、猪肉都高，赖氨酸含量比肉仔鸡高。

鹅肉的食疗作用：

可以益气补虚、止咳化痰。鹅肉味甘平，有补阴益气、暖胃开津，是中医食疗的上品。适宜身体虚弱，气血不足，营养不良之人食用，补虚益气，暖胃生津。经常口渴、乏力、气短、食欲不振者，都可以经常喝鹅汤，吃鹅肉，还可辅助治疗和预防咳嗽病症，尤其对辅助治疗感冒和急慢性气管炎、慢性肾炎、老年浮肿有一定疗效；也对辅助治疗肺气肿、哮喘痰多有一定效果。还特别适合在冬季进补。

有利于防衰老：据现代药理研究证明，鹅血中含有较高浓度的免疫球蛋白，可增强机体的免疫功能，白细胞升高，促进淋巴细胞的吞噬功能。

有利于抗癌：鹅血中还含有一种抗癌因子，能增强人体体液免疫而产生抗体。由于免疫功能和肿瘤的发病率有密切关系，大多数患有恶性肿瘤的病人，其机体的免疫功能显著下降。在鹅血中所含的免疫球蛋白、抗癌因子等活性物质，能通过宿主中介作用，强化人体的免疫系统，达到抗癌的目的。

鸭肉

鸭的营养价值很高，鸭肉中的蛋白质含量约16%~25%，比畜肉含量高得多。鸭肉蛋白质主要是肌浆蛋白和肌凝蛋白，另一部分是间质蛋白，其中含有溶于水的胶原蛋白和弹性蛋白，此外还有少量的明胶。各种肉食，如果含氮浸出物越多，则味道越鲜美。鸭肉中含氮浸出物比畜肉多，所以鸭肉味美。老鸭肉的含氮浸出物较幼鸭肉多，因此，老鸭的汤又比幼鸭鲜美。此外，烹调时，加入少量盐，能有效地溶出含氮浸出物，会获得更鲜美的肉汤。

鸭肉中的脂肪含量适中，约为7.5%，比鸡高，比猪肉低，并较均匀地分布于全身组织中。鸭肉脂肪酸主要是不饱和脂肪酸和低碳饱和脂肪酸，因此，熔点低，约为35℃，易于消化。

鸭肉的食疗作用：

有利于保护心脏：100克可食鸭肉中含有6~8毫克尼克酸，尼克酸作为人体内两种重要辅酶的成分，在细胞呼吸中起作用。它们与碳水化合物、脂肪和蛋白质能量的释放有关，还参与脂肪酸、蛋白质和脱氧核糖核酸的合成。对心肌梗死等心脏病人有保护作用。尼克酸每人每天的推荐摄入量为15毫克左右，只要吃200克鸭肉就够了。

可以消炎：鸭肉中所含的硫胺素是抗脚气病、抗神经炎和抗多种炎症的维生素，在生长期、妊娠期及哺乳期的人比一般人需要量更大，因此儿童和孕妇可以多吃鸭肉。

有利于抗衰老：100克可食鸭肉中含有维生素E 90~400微克，维生素E是抗氧化剂，是人体多余自由基的清除剂，在抗衰老过程中起着重要的作用。

可以补充矿物质：与畜肉不同的是，鸭肉含有约0.8%~1.5%的无机物。鸭肉中钾含量很高，100克可食部分可达到近300毫克钾。此外，还含有较高的铁、铜、锌等微量元素。

鸡肉

在肉制品中鸡肉与牛肉、猪肉相比，鸡肉肉质细嫩，滋味鲜美，并且鸡肉中含有丰富营养物质。鸡肉含有较多的不饱和脂肪酸，对人体健康有利。鸡肉每百克含有水分74%、蛋白质22%、钙13毫克、磷190毫克、铁1.5毫克等，鸡肉也含有丰富的维生素A，尤其小鸡鸡肉特别多，另外还含有维生素C、维生素E等。

鸡肉的食疗作用：

可以补养身体：鸡肉具有十分广泛的功效，如温中益气、补精添髓、强筋健骨、活血调经等，对虚劳、消瘦、水肿、病后虚弱、产妇补养等功效都很显著。鸡肉中蛋白质的含量较高，氨基酸种类也多，而且消化率高，很容易被人体吸收，有增强体力、强壮身体的作用。鸡翅中含有丰富的骨胶原蛋白，具有强化血管、肌肉、肌腱的作用。鸡肉含有对人体生长发育有重要作用的磷脂类，这也是中国人膳食结构中脂肪和磷脂的重要来源之一。

可以预防心血管疾病：鸡肉不但含脂肪量低，且所含的脂肪多为不饱和脂肪酸。饱和油脂易造成高血脂，是心血管疾病的危险因子。食用不饱和脂肪酸的食物对身体健康较有益处，可以降低或预防心血管疾病。

可以抗疲劳、护皮肤：鸡胸脯中含有较多的B族维生素，具有消除疲劳，保护皮肤的作用。

可以补血：鸡腿肉中含有较多的铁质，经常食用，可改善人的缺铁性贫血。

食油类健康食品

食油类健康食品有：玉米油、米糠油、芝麻油等。在平时烹调时，将植物油与动物油按1:0.5的比例调配食用更好。

玉米油

玉米油是以玉米胚芽为原料，经筛选、压榨、过滤、脱酸、脱胶、脱臭、脱色、脱蜡等多道工艺精制成的食用油。玉米胚芽油因具有高效保健价值，享有“健康油”、“放心油”、“长寿油”等美誉，它是得到联合国粮农组织（FAO）和世界卫生组织（WHO）食品标准安全性认可的16种食用油脂之一。玉米油色泽金黄透明，清香扑鼻，很适合快速烹炒和煎炸用油，它既可以保持蔬菜和食品的色泽、香味，又不损失营养价值。西方发达国家称之为“黄金液体”。在欧美等发达国家和地区，大部分家庭选择两种用油：橄榄油和玉米油。仅在欧洲，年玉米油消费量就达到了300余万吨。由于欧美人把这两种食用油作为健康食品的象征，成为人们的消费习惯，现在这种健康的消费习惯也逐渐地影响和改变着中国人的消费意识。

玉米油的食疗作用：

可以预防多种老年疾病：在玉米油的脂肪酸组成中，不饱和脂肪酸的含量高达90%，几乎全是油酸和亚油酸，油酸的含量高达50%。油酸是一种安全脂肪酸，是人体必需但又是自身不能合成的脂肪酸，能够防止血管粥样硬化症，对预防高血压、心脏病、脂肪肝和肥胖症也有益处。玉米油是对老年人有益的食用油。玉米油的亚油酸含量高，其降低血清胆固醇的效能优于其他油脂。玉米油还可消除体内过氧化物对细胞膜产生的毒性作用，能够提高神经、肌肉、组织利用氧气的效率，增加人体的耐力和精力。对心脏疾病、血栓性静脉炎、生殖机能类障碍、肌萎缩症、营养性脑软化等症均有明显的疗效和预防作用。

有利于抗衰老：玉米油中还含有谷固醇和磷脂，经常食用可以延缓细胞衰老，对人体防止衰老有一定的功效，所以医药界常利用玉米油作为亚油酸丸和益寿宁的原料。玉米油还含有较多的亚油酸和维生素E。维生素E有较强的抗氧化作用，可防治干眼病，同时对于夜盲症、皮炎、支气管扩张等具有一定防治作用，并具有一定的抗癌作用。

能改善脑功能：玉米油中的卵磷脂也是一种十分重要的营养物质，它在人体内可生成乙酰胆碱。乙酰胆碱是一种传递神经信息的物质。大脑中乙酰胆碱的含量越多，传递信息则越快，有加深记忆和改善脑功能的作用。

米糠油

米糠油的性能优越，用途广泛，属新型功能性保健食用油。它取自稻谷营养最集中的大米皮层及胚芽。米糠油营养丰富，不饱和脂肪酸达80%，饱和脂肪酸、单不饱和脂肪酸、多不饱和脂肪酸的比例为1:2.1:1.8，接近美国心脏学会和世界卫生组织建议的脂肪酸最佳摄入比例（1:2.1:1.1），被誉为“心脏油”、“青春油”。在欧美韩日等发达国家，米糠油是一种与橄榄油齐名的健康营养油，深受肥胖、高血脂、心脑血管疾患人群的喜爱。用米糠油做菜既健康又美味，营养价值也高，早已成为西方家庭的日常健康食用油。米糠油特别适合学生营养餐。在日本和美国，学生营养餐大部分使用米糠油。尽管中国人对米糠油还比较陌生，但米糠油早已被中国公众营养与发展中心认定为“营养健康倡导产品”。相信米糠油逐渐也会得到大家的喜爱。

米糠油的特点：

富含复合维生素E、天然抗氧化剂诸如生育酚、生育三烯酚、γ-谷维素、谷甾醇、多酚、角鲨烯和其他微量营养素。特别是米糠油中γ-谷维素、β-谷甾醇含量高，经常食用，能有效降低血脂，调节大脑神经，帮助降低胆固醇，抵抗疾病，舒缓疲劳，帮助睡眠，调节肠胃功能，加强免疫系统、帮助抵抗自由基形成和抗衰老等等。

米糠油有最平衡的饱和脂肪酸、单不饱和脂肪酸和多不饱和脂肪酸比例，也最接近美国心脏协会和世界卫生组织推荐的比例。这是可以被选择用来改善血清胆固醇水平和预防心血管疾病的食用油。

米糠油的黏性很低，用米糠油烹调能减少20%油的吸收，更少的油吸收能减少热量的摄取，增加食物的美味和口感。

米糠油色泽清亮，口味清爽，有非常高的烟点，可以作为煎、炸、凉拌、烘烤用油。而且在高温炸、炒中无油烟，或者少油烟；烹调时还有着稻谷特有的清香，不易产生油腻感。由于米糠油中的谷物营养素还是天然抗氧化剂，能有效地阻止油脂氧化，就使得经高温煎炸过的食品或者经过较长时间储存后的食品仍能保持油脂优良的滋味。

米糠油比其他食用油产生更少的聚合物，这意味着更美味更易清洁。

汤食类健康食品

吃过肉记得喝鲜汤。最优质的汤非鸡汤莫属，特别是母鸡汤，还有防治感冒、支气管炎的作用，尤其是冬春季喝鸡汤效果更好。

鸡汤

喝鸡汤能抑制咽喉及呼吸道炎症，对消除感冒引起的鼻塞、流涕、咳嗽、咽喉痛等症状极为有效。因为鸡肉中含有人体所必需的多种氨基酸，营养丰富，能显著增强机体对感冒病毒的抵抗能力。

冬季通常是感冒，特别是流感的高发季节。与一般性感冒不一样的是，流感发病时来势凶猛，通常的症状为疼痛、高烧和乏力，同时还可伴随咳嗽、鼻腔堵塞和喉咙疼痛等。当受流感病毒侵袭后，人体内会分泌大量黏膜类的物质。研究证明，鸡汤可以抑制黏膜的产生。因此，喝鸡汤有助于减少鼻腔的堵塞和喉咙的疼痛，咳嗽的次数也会随之减少。此外，实验室对鸡汤药效的化验结果也表明，鸡汤可以抑制血液中一种具有抗感染功效的白细胞的活动。虽然这种白细胞的功能是消灭人体内的细菌，但是它们在战斗中会使人体产生大量的黏液，而黏液是让感冒和流感患者颇为难受的一种症状。

虽然鸡汤不是治疗感冒的药物，但是它能缓解感冒的症状以及改善人体的免疫机能。所以，在战胜感冒和流感的过程中，鸡汤是一种积极的“非正规军”。在冬季这种比较敏感的时期，多喝些鸡汤对健康的人来讲是有益的，有助于提高身体自身的免疫能力，有利于将流感病毒拒之门外。而对于那些已被流感病毒俘虏的患者来讲，则有利于其抑制因感冒引起的炎症和黏液的大量产生，从而减轻感冒带来的痛苦。

鸭汤

从中医角度来讲，鸭子药性清凉，不温不热，故补而不滞；鸭营养丰富，易于消化吸收，因此滋而不腻，特别适合在干燥的秋季作为进补之物。从鸭子的营养角度来讲，鸭子的营养成分多样化，符合秋季进补的特点。因此，喝鸭汤进补在秋季比较适合。

很多的人都适合喝鸭汤进补：平时容易患咳嗽、感冒等呼吸道疾病的老人、孩子，平时比较劳累的中青年人；平时阴虚火旺型的人群，比如形体消瘦、高血压、糖尿病、肺结核等病人；秋季女性的皮肤特别干燥，也可以通过喝鸭汤进补。有些人是不适合喝鸭汤进补的，体质偏于阳虚怕冷的人、患有慢性肠炎的人都不适合。

喝鸭汤进补，最好结合自己的体质状况、配合中药或者食物进行。对于平时容易患咳嗽、感冒等呼吸道疾病等体质较弱的人群来说，可以在制作鸭汤时，加入些山药、莲子，或者加入些黄芪或西洋参，一般为30~60克；对于高血压患者来说，可以在制作鸭汤时，加入黑豆或者赤豆，也可以加入60~100克枸杞；对于肺结核病人来说，可以在制作鸭汤时，加入些百合，或者加入些虫草。对于女性来说，可以在制作鸭汤时，加入蘑菇、木耳一起炖，可以补血养肾。

需要注意的是，鸭汤也是一种发物，有过敏史、皮肤病的患者在烹调时需要注意，最好用小火炖3小时左右起锅，同时注意不要加胡椒。为了减少油脂的摄入，可将做好的鸭汤放入冰箱中，待第二天冷却后把浮油刮掉加热再喝。

益脑类健康食品

益脑类健康食品有：菠菜、韭菜、南瓜、葱、椰菜、菜椒、豌豆、番茄、胡萝卜、小青菜、蒜苗、芹菜等蔬菜，还有核桃、花生、开心果、腰果、松子、杏仁、大豆等壳类食物以及糙米饭、猪肝等。

菠菜

菠菜翠绿鲜嫩、质软味美，含有丰富的营养素，营养价值非常高，尤其是它所含的蛋白质中具有多种人体所必需的氨基酸。这些氨基酸必须从现成的食品中获得，因为人体自身不易合成。因此，菠菜应该成为我们每个人餐桌上的常备菜，而且特别适宜于老人、儿童及病人食用。

菠菜的食疗作用：

健脑：菠菜中含有大量的抗氧化剂如维生素E和硒元素，具有抗衰老、促进细胞增殖的作用；既能激活大脑功能，又可增强青春活力，有助于防止大脑的老化，防治老年痴呆症。

有利于抗癌：菠菜中还含有钼，100g鲜菠菜中含有钼0.06mg。近期发现钼可抑制人体中亚硝胺类致癌物质的合成和吸收；人体心肌中含有较高比例的钼，对维持心血管的正常功能也有重要作用。

补血：如果你的脸色不佳就请常吃菠菜。它对缺铁性贫血有改善作用，能令人面色红润、光彩照人，因此被推崇为养颜佳品。

可防便秘：中国药学认为菠菜性甘冷滑，有通血脉、开胸润燥、调中下气、止血、利尿、轻泻、消炎的作用。菠菜中粗纤维含量较高，具有利肠通便作用。常食菠菜粥有通便、治痔漏的作用。

需要注意的是，菠菜含有较多的草酸，菠菜中的草酸会结合人体中大量的钙，所以食用菠菜前最好先用水焯一下，以去除其所含的草酸，尤其是和豆制品、木耳、虾米、海带等同烧时更应焯后再共煮。另外，对于菠菜，肠胃虚寒腹泻便溏者应少食，肾炎和肾结石患者不宜食用。

核桃

核桃亦称胡桃，核桃是营养价值很高的干果，含有丰富的营养成分。据测定，每100g核桃仁含优质脂肪63.7g，蛋白质14.6g、碳水化合物10.3 g、磷280 mg、钙85 mg、铁2.6 mg、钾3.0 mg、维生素A 0.036 mg、维生素B_1 0.26 mg、维生素B_2 0.15 mg、烟酸1.0 mg、核黄素0.11 mg、尼克酸1.0 mg、硫氨素0.17 mg。此外，核桃还含有锰、铬、硒、锌等微量元素和维生素K、维生素E，并含有丰富的卵磷脂、氨基酸等。核桃中含有棕榈酸

8.0%、硬脂酸2.0%、油酸18.0%、亚油酸63.0%、α-亚麻酸9.0%、肉豆蔻酸0.4%。核桃中主要成分是亚麻酸、亚油酸等不饱和脂肪酸，约占总量的90%。而亚麻酸、亚油酸等不饱和脂肪酸又是人体必需的脂肪酸。在核桃中，亚油酸含量为普通菜籽油中含量的3~4倍。核桃除含有营养价值高的油脂外，蛋白质含量也高达14%~17%，人体吸收的消化率达87.2%。核桃蛋白是一种全价的营养蛋白，18种氨基酸齐全，且人体所需的8种必需氨基酸含量比例适合，对人体生理有重要功能的谷氨酸、天门冬氨酸、精氨酸的含量均较高，故对人体而言，核桃蛋白是一种良好的蛋白源。

核桃的保健功能：

健脑：核桃脂肪富含亚油酸和亚麻酸，这些不饱和脂肪酸是大脑组织细胞的主要结构脂肪；核桃中所含有的锌元素是组成脑垂体的关键成分之一；充足的亚油酸和亚麻酸还能排除血管壁内新陈代谢所产生的杂质，使血液净化，为大脑提供新鲜血液，从而提高大脑的生理功能。另外，核桃对大脑神经有益，可增强细胞活力。核桃中所含有的磷脂是神经细胞新陈代谢的基本物质，可以增强细胞活力，促进骨髓造血，提高脑神经的功能，故核桃仁被称为天然脑黄金。核桃仁中含有较高谷氨酸，在人体内可促进γ-氨基丁酸的合成，从而降低血氨，促进脑细胞呼吸。

有利于防癌抗衰老：核桃是褪黑激素的天然来源。在人和动物体内，褪黑激素合成于松果体，俗称“脑白金”。已有研究证实，褪黑激素对多种肿瘤如乳腺癌、前列腺癌、膀胱癌、人类葡萄膜黑素瘤、纤维瘤、垂体瘤等有抑制作用。褪黑激素还具有延缓人体衰老的功能，可有效清除生化反应中产生的羟自由基，并可抑制过氧化氢引起的过氧化脂含量的升高。市场上畅销的“脑白金”主要成分即为褪黑激素，其增强免疫力、抵抗衰老的保健作用正是利用了褪黑激素的这一功能。同时，核桃还含有丰富的维生素，而维生素能够抑制细胞膜的不饱和脂肪酸发生过氧化形成过氧化脂质，从而达到稳定细胞膜的作用，可使细胞免受自由基的氧化损害，有加强肌体抗病能力乃至延年益寿的功效，故人们把核桃又称为长寿果。

可预防心脑血管疾病：核桃所含的脂肪酸绝大多数都是不饱和脂肪酸，并且不含胆固醇，这种脂肪酸不会堵塞动脉，反而有“动脉清道夫”的美誉，能避免胆固醇在体内沉积，对预防高血压、心血管疾病有显著疗效。

需要注意的是，核桃仁含油成分高，泄泻及脂溢性皮炎者少用。核桃仁含鞣酸，可与铁剂、酶制剂及钙剂结合降低药效。吃核桃仁时应少饮浓茶。另外，存放过久的核桃易产生黄曲霉素，吃了会致癌。所以，吃核桃一定要吃新鲜的。

大豆

我国是世界上大豆栽培、豆制品制作及食用历史最悠久的国家。大豆通常包括黄豆、青大豆和黑豆。而黄豆是人们食用最多的一种大豆，其营养成分丰富，每100克干黄豆粒中约含水分10.2克、蛋白质36.3克、脂肪18.4克、糖类25.3克、粗纤维4.8克、钙367毫克、磷571毫克、铁11.0毫克、钾1810毫克、胡萝卜素0.4毫克、维生素B_{10} 79毫克、维生素B_2 0.25毫克、尼克酸2.1毫克、维生素E 25毫克。在大豆油脂中，不饱和脂肪酸含量高达85%以上。此外，大豆还含有较多卵磷脂、皂苷、异黄酮等有效成分，具有很高营养价值和保健功效，

大豆的保健功能：

健脑：大豆所含的大豆磷脂对大脑的健康很重要。磷脂是

组成大脑细胞和神经细胞必不可少的成分。研究表明，精神异常的患者脑细胞中磷脂含量仅为正常人的一半，而大豆磷脂可以用来激活脑细胞，以提高记忆力。经常摄入大豆磷脂，对改善大脑机能和神经化学功能，有促进作用，对减缓脑细胞的退化与死亡，亦有积极效果。

大豆中含量相当高的氨基酸和钙正好弥补米、面中这些营养物质的不足。又如脑中极为重要的营养物质谷氨酸、天冬氨酸、赖氨酸、精氨酸在大豆中的含量分别是米中含量的6倍、6倍、12倍和10倍，可见这些营养元素在大豆中的含量之高，对健脑的作用之大。大豆中含蛋白质占40%，不仅含量高，而且多为适合人体智力活动需要的植物蛋白，也有利于健脑。

补钙：大豆含钙量高，且大豆蛋白造成的尿钙损失较少，大豆异黄酮可帮助骨组织钙的再吸收。常食用大豆制品，可促进骨骼健康，预防骨质疏松症。

可减少肿瘤的发生：现代医学研究证明，大豆中的蛋白酶抑制素、肌醇六磷酸酶、植物固醇、皂苷、异黄酮等具有防癌作用。如大豆皂苷的抑癌机理为:可以破坏肿瘤细胞膜的结钩或抑制其肿瘤细胞DNA的合成。从多国公布的统计资料中发现，凡是经常食用大豆的国家（日本、韩国），其结肠癌、乳腺癌及前列腺癌的发病率大大低于膳食中以动物肉类为主的国家（美国），如韩国女性乳腺癌的死亡率为美国的33%、日本仅为美国的25%。

有利于抗衰老：科学研究证明，老化后的细胞膜所含有的胆固醇比生长发育期的细胞膜的胆固醇含量高得多，当机体增加磷脂的摄入量时，特别是摄入大豆磷脂中含有的大量不饱和脂肪酸，能减少胆固醇在细胞膜上的沉积，改善细胞膜的硬变老化程度。另外，大豆皂苷可通过增加组织中SOD的含量，与维生素E一起清除自由基，具有降低过氧化脂质和抗氧化的作用。因此，能保护和恢复细胞的活性，延缓细胞的老化，改善皮肤弹性，养颜防皱，从而起到抗衰老的作用。

可以降压、降胆固醇、降血糖：大豆蛋白经酶解分离得到的各种分子量低于1000的低分子肽可更快的被肠道吸收利用。食用大豆不仅能提供人体生长发育所必需的一些营养物质，同时还具有防病、治病和调节人体生理机能的功效，并具有降压和阻止胆固醇水平升高的作用。大豆多肽的低抗原性使人食用后不会引起过敏反应，所以大豆多肽可作为肠道营养剂或手术后恢复病人的食品。

但在食用大豆时要注意方法，如果是炒、煮、炸后食用，则人体只能对它所含的营养吸收50%~65%。因此将大豆制成豆干、豆腐、豆浆等传统制品更好，这样不仅保留了大豆原来的营养，其消化率可提高到85%~96%，俗称“青菜豆腐汤，吃了保健康”，且豆浆具有补虚润燥，清肺化痰等功效。

第五章

转基因食品的安全

这一天，小王、小李、小张三个好朋友一起到超市去买食用油，小王随便提了一桶平时经常用的油正打算要走，小张说：你知不知道这种油是转基因生产的啊？最好买其他牌子的。

小王听闻仔细看了看手里的油桶，果然发现“原料为转基因大豆”的字样，虽然也并不确切了解转基因到底是怎么回事，但听着这名字似乎就不太好，于是打算换牌子用了。

这时小李过来说：“转基因食品其实是很安全的，而且还没有农药污染，比一般的还要更安全些。”

这下小王一时还真不知道该怎么办好了。那么转基因食品究竟是怎么回事呢？它安全吗？下面我们就一起来认识一下这种高科技带来的食品吧。

什么是转基因食品

“转基因”是一个新名词。有人说21世纪是生物技术的世纪，转基因食品就是生物技术的产物。它是指科学家在实验室中，利用现代分子生物学技术，在基因层次上，将某些生物的基因转移到其他生物物种中去，改造它们的遗传物质，使其在性状、营养品质、消费品质等方面向人们所需要的目标转变。大家知道，所有生物的DNA上都携带有遗传信息，它们是建构和维持生命的生物信息。通过转移和修改基因，科学家们就能够改变一个生物有机体的部分或全部特征，使其向着人们所希望的方向发展。这种以转基因生物为食物或者为原料而加工生产出的食品就是转基因食品。

转基因食品的种类

为了提高农产品营养价值，更快、更高效地生产食品，科学家们应用转基因的方法，改变生物的遗传信息，拼组新基因，使今后的农作物具有高营养、耐贮藏、抗病虫和抗除草剂的能力。在人类科学技术的不断发展下，各种各样新的转基因食品被生产出来。

1. 按原料来源分为：

植物性转基因食品：植物性转基因食品很多。例如面包生产需要高蛋白质含量的小麦，而目前的小麦品种含蛋白质较低，如果将表达高效的蛋白基因转入小麦，将会得到富含蛋白质的新的小麦品种，使其做成的面包具有更好的焙烤性能，并更加具有营养。

番茄是一种营养丰富、经济价值很高的果蔬，但它不耐贮藏。为了解决番茄这一类果实的贮藏问题，研究者发现，控制衰老激素乙烯合成的酶基因，是导致植物衰老的重要基因，如果能够利用基因工程的方法抑制这个基因的表达，那么衰老激素乙烯的生物合成速度就会得到控制，番茄也就不容易变软和腐烂了。科学家经过努力，已培育出了这样的转基因番茄新品种。这种转基因番茄抗衰老、抗软化、耐贮藏，能长途运输，可减少加工生产及运输中的成本。

动物性转基因食品：动物性转基因食品也有很多种类。比如奶牛体内转入了生产抗生素的基因，奶牛长大后产生的牛乳中就可能含有基因药物，提取后可用于人类对某些疾病的治疗。再如，在猪的基因组中转入生长素基因，可以促使猪的生长速度增加一倍，猪肉质量大大提高，现在这样的猪肉已在澳大利亚被请上了餐桌。

转基因微生物食品：微生物是转基因最常用的转化材料，所以，转基因微生物比较容易培育，应用也最广泛。例如生产奶酪的凝乳酶，以往只能从杀死的小牛的胃中才能取出，现在利用转基因微生物已能够使凝乳酶在体外大量产生，避免了小牛的无辜死亡，也降低了生产成本。

转基因特殊食品：科学家利用生物遗传工程，将普通的蔬菜、水果、粮食等农作物，变成能预防疾病的神奇的“疫苗食品”。在实验室中，科学家培育出了一种能预防霍乱的苜蓿植物。再用这种苜蓿来喂小白鼠，能使小白鼠的抗病能力大大增强。而且存在于苜蓿植物中的这种霍乱抗原，能经受住动物胃酸的腐蚀而不被破坏，并能激发动物对霍乱的免疫能力。因此，越来越多的抗病基因正在被转入植物，科学家们设想，今后能够让人们在品尝鲜果美味的同时，也达到防病的目的。

2. 按转基因的功能又可分为：

增产型：农作物的增产与其生产条件、植株生长分化、肥料、抗逆、抗虫害等因素密切相关，通过转移或修饰有关的基因可以达到增产效果。如转入抗虫基因、抗病基因等。

控熟型：通过转移或修饰与控制成熟期有关的基因使转基因生物的成熟期延迟或提前，以适应市场需求。最典型的例子是延熟转基因番茄新品种。这种番茄成熟期延迟、不易腐烂、易贮存、耐运输。

高营养型：许多粮食作物中缺少人体必需的氨基酸，为了改变这种状况，可以从改造种子转入蛋白质基因入手，使作物表达的蛋白质具有合理的氨基酸组成。现已培育成功的有转基因玉米、转基因马铃薯和转基因大豆等。

保健型：通过转移病原体抗原基因或毒素基因至粮食作物、果树及动物中，使其产生相应的抗体。再通过食用此类食品，就相当于在补充营养的同时服用了疫苗，能够起到预防疫病的作用。如可食用苜蓿植物。

新品质型：通过不同品种间的基因重组而形成新品种。此类转基因食品在品质、口味、色泽、香气等方面具有新的特点。

加工型：由转基因产物做原料，按照各类食品的加工工艺加工制成。加工型转基因食品的花样最为繁多。可以说，只要有转基因原料，就能够对之进行加工。如雀巢的转基因奶制品等。

餐桌上的转基因食品

自20世纪90年代开始，转基因食品进入了人类的食物链。

高溥超曾写过《餐桌上的转基因食品》一书，介绍这一过程。至今全球已有2亿多人食用过数千种转基因食品。美国是最早的转基因作物生产国，故该国公民也是最早食用转基因西红柿和转基因大豆、转基因牛肉的公民。据统计，美国55%的大豆是转基因产品，40%~50%的玉米是经过基因工程改造过的。面对形形色色的转基因食品，我们应该对它有些必要的了解。

美国延熟西红柿

市场上或刚从地里采摘的蔬菜和水果，既新鲜又好吃，香味十足。于是常常引起我们的购买欲，买较多的蔬菜和水果回家。谁知第二天、甚至第三天（即使是放在冰箱里）蔬菜和水果变得不新鲜、味也变了。比如新鲜的桃、李常常又脆又甜，香味可口，但采摘下来，在自然状态下放上1~2天，味就全变了，甚至发生腐烂；地里采摘的成熟西红柿放上2~3天，也发生着同样的变化。

这究竟是怎么了？科学家们研究发现，蔬菜和水果成熟后，其组织呼吸速度及细胞中乙烯合成速度普遍加快，并迅速导致果实皱缩和腐烂。因此，如果我们能控制果蔬细胞中乙烯合成的速度，就能有效延长果实的成熟状态及存放时间，为其长途运输提供有利的条件，具有重要的经济价值。

美国一家公司将某种反义基因（控制组织呼吸速度及细胞中乙烯合成速度，或延迟西红柿成熟的基因）转入西红柿，以控制果实成熟，达到延长贮存时间的目的。这种延熟西红柿在15℃左右的条件下，可贮藏45天。这是1994年全球首次批准的可进行商品化生产的转基因植物。

能像仙人掌一样耐旱的小麦

农业生产中，庄稼常常因旱涝灾害导致大面积减产甚至颗粒无收。特别是最近几年，在大自然的灾害面前，如地震、干旱、洪涝水灾等，种植业生产受到极大影响。在广大的沙地（漠）中几乎没有植物能生存下来，而仙人掌因需水量少，有较强的抗旱能力却生存下来。因此，科学家们就想，要是能将仙人掌的基因移入农作物中，我们就可以培育出耐旱的作物，抵抗干旱带来的影响。

不久前，美国有家生物研究所的专家，根据仙人掌的特性，将仙人掌的基因移入小麦，培育出一种需水较少的谷类作物。发展这样的转基因耐旱小麦，会减轻利用水资源的压力，并明显降低农业灌溉费用。此外，这项转基因技术亦可在玉米、大豆等农作物中应用。

能避孕的玉米

避孕不仅在发展中国家，而且在发达国家都一直是人们头痛的问题。迄今为止避孕的方法虽然很多，但各种方法均存在不足之处。如采用口服避孕药的方法：第一是长期服药在时间和剂量上会有所疏漏，从而影响避孕效果。第二是长期服药难免不会有副作用，甚至影响生育能力。如果能研制生产出人们喜爱的避孕食物，人们吃了这种食物就如同吃避孕药一样能有效避孕，这样就方便地解决了避孕问题，也少了许多麻烦。

美国一所大学的研究人员已经在实验室利用转基因技术，将能杀灭精子的外源性基因转移到玉米的DNA中，培育出有杀灭精子作用的玉米。人们直接食用这种转基因玉米，便会起到避孕的作用。

耐挤压、耐贮存的李子

李子又名李实，属于蔷薇科植物的果实。李子既可鲜食，又可制成蜜饯食用。其优点是肉厚核小，味甘如蜜；缺点是不耐贮存易变味，摘下的成熟李子易受损变形。

美国生物学家通过基因工程技术将抗痘病基因转入李子树，对李子树进行改良，培育出了一种新型李子树植株。这种李子树结的转基因李子，可有效防止成熟的李子受损变形。

抗过敏的虾

日常生活中，我们常看到有些人食用炒虾仁等菜肴后，会出现皮疹，这就是皮肤过敏现象。凡能刺激机体产生免疫反应的物质都叫抗原。医学专家认为，鱼、虾、鸡蛋等含外源性抗原，过敏体质的人食后易引发过敏反应。所谓过敏反应就是一种排异反应，这种排异反应可导致机体生理功能紊乱或组织损伤，在皮肤上反应的表现称为变态反应性皮肤病。

如果我们能去除或让鱼、虾、鸡蛋等不产生外源性抗原，过敏体质的人食后就不会引起过敏反应了。

最近，美国生物学家利用转基因技术，将一种抗过敏物质的基因，转入虾体内培育出了抗过敏虾。

耐贮存、不会变色的苹果

苹果是人们最喜爱的食品，以及世界四大水果之一。在西方，苹果被视为智慧和美丽的象征。苹果果肉组织松软味甜，美中不足的是普通苹果不便于贮存，切开后不久就变色，既影响美观，又影响人们的食欲。

加拿大的科学家应用转基因技术培育出一种转基因苹果树，

该树结实的转基因苹果，不但松脆味甜，耐贮存，而且切开多时也不会变色。

预防糖尿病的土豆

糖尿病是一种比较常见的内分泌代谢疾病，给全世界成千上万人的健康造成了伤害，若经久不治或治疗不当，还可出现酮症酸中毒，甚至危及生命。胰岛素分泌不足是造成该病的主要原因，治疗糖尿病主要靠每天注射胰岛素，这种疗法既麻烦且给病人带来痛苦，又不易根治。

加拿大的研究人员为解除糖尿病患者的疾病困扰，培育了一种可以用来预防糖尿病的转基因土豆。这种土豆已经在老鼠身上进行试验，表明可以预防糖尿病。研究人员称，人们若食用这种转基因土豆，亦可有效地预防糖尿病。

四胞胎牛

牛也能生四胞胎吗？

能！大家都知道，牛属于单胎动物，通常生单胎。墨西哥利用转基因技术让牛也能像猪一样生多胎，一头牛可以生四胎。

瘤牛作为牛家族中的一员，体型高大。正常成年瘤牛的体重可达1 200公斤，身高1.8米。墨西哥一家牧场在国立自治大学专家协助下，利用转基因技术对瘤牛基因进行处理，经过多代培育，目前育出的牛只有135公斤，身高仅90厘米。这种矮小的瘤牛，虽仍属瘤牛类，但其体型已明显变小，身高只有最早选用瘤牛的一半。

该种矮小瘤牛具有很多的优点，一般养一头正常瘤牛需要1公顷的草场，而饲养这种矮小瘤牛，在一公顷的草场上就可以饲养10头。一头正常的瘤牛日产奶6升，而一头矮牛可产奶3~4

升，10头就可产30~40升；10头矮瘤牛产奶量也比一头正常牛高5~7倍。矮牛和正常牛的奶和肉没有任何区别。在一头正常母牛体内，可以同时植入4个矮牛胚胎，一年就可以生4头小牛。

此外，该种矮牛特别适合人口密度大，土地少的国家。专家们认为由于矮瘤牛的这些优势，可能引起世界畜牧业的革命，它将成为解决世界牛奶和牛肉生产的最佳选择之一。

能粘住昆虫的马铃薯

秘鲁利马一家研究中心的专家将一种植物的块根基因转入马铃薯，经过培育，改变了马铃薯的遗传性状，这种马铃薯的茎和叶上长有茸毛，有一定的黏性，能像粘蝇纸一样粘住昆虫，使其饿死，进而起到抗病虫害作用。这种长有茸毛的马铃薯新品种对抗虫害、增产有十分重大的意义。

黄金大米

在普通的水稻中有植酸，植酸阻碍人体消化系统对铁的吸收。因此，只吃大米，容易患缺铁性贫血。瑞士科研人员利用转基因生物技术，将水仙的几种基因植入水稻中，使得水稻的含铁量增高，从而弥补了植酸妨碍人体从水稻中吸收铁。此外，植入的转基因还提高了水稻中维生素A的含量。

据统计，在发展中国家约有5亿人患维生素A缺乏症，而且由于缺乏维生素A，使发展中国家每年许多儿童死亡。这种富含铁质和维生素A的转基因水稻，将可能大大减少发展中国家的人们尤其是儿童贫血症和维生素A缺乏症的发病率。因而这种水稻被称为“黄金大米”。

绵山羊

绵羊和山羊大家都很熟悉。绵羊的个体较大，卷毛，毛质较多，但喂养的条件要求较高，肉质较差。因此，很多地方养殖绵羊主要用于生产羊绒，但绵羊所产羊绒的质量又不如山羊。山羊的生活适应力强，对养殖条件要求不高，肉质又细嫩。如果能将二者结合最好。那么绵山羊是什么动物呢？是绵羊和山羊的杂交后代吗？答案：不是。

绵山羊是英国科学家为了集合两种羊（绵羊和山羊）的优点，将绵羊与山羊的基因嵌合在一起，创造出的一种转基因羊。它是利用转基因技术将绵羊的基因转入山羊的体内，创造出了毛质和肉质都好，个体又大，而且容易喂养的新品种——绵山羊。这项生物技术的科研成果，让人们看到了物种改良基因工程未来的商业前景。

稗稻

日本一家生物科技公司采用转基因技术，将稗草与水稻进行整合，获得了耐寒、抗倒伏、光合能力强的稗稻。

这种稗稻有很强的抗寒耐逆境的能力，因其光合能力强，所以亩产也比一般水稻高许多，是很有发展潜力的水稻新品种。

不长霉的葡萄

葡萄味美可口，其果实可作新鲜水果，也可酿成葡萄酒饮用，但真菌病如葡萄白粉病等可使葡萄果实的产量和品质造成严重的损失。

日本筑波市果树研究所的科学家利用转基因技术，通过农杆菌感染将水稻壳多糖酶基因导入葡萄的体细胞胚，首次育成了可抗真菌病的葡萄。这种转基因葡萄对葡萄白粉病有较强的抗性。电镜扫描显示，转基因葡萄叶表，真菌的生长明显受到抑制。

菠菜基因猪

科学家们研究表明，肉中不饱和脂肪酸的含量与猪肉的风味有关，改善肉中不饱和脂肪酸的含量就能增加肉的风味及营养。而菠菜是人们比较喜爱的蔬菜之一，它含有丰富的胡萝卜素、维生素C、钙、磷及一定量的铁、维生素E等有益成分，能供给人体多种营养物质。

日本大学生物工程学院的教授将菠菜的基因（菠菜根部产生不饱和脂肪酸——亚油酸酶的基因）提取出来后转入猪的基因当中，使植物的基因在动物体内表达，其培育的猪肉中不饱和脂肪酸增加了约20%，使脂肪酸的组成得到了改善。

亚油酸在动物体内不能合成，所以称为必需脂肪酸，它作为动物体内的构成成分是不可缺少的。另外，亚油酸还有降低血液中胆固醇的作用。

转入菠菜基因的猪经大量培育后，其猪肉可望成为我们餐桌上理想的肉类食品。

转基因猪

在美国，已培育出一头转基因猪，能生产人体血液蛋白，而此蛋白不会有感染病毒的危险。另对于C蛋白，一种免疫蛋白来说，1头母猪1年能产300升奶，每升奶含有1克C蛋白，这比正常人血液中C蛋白的浓度要高200倍，而血友病患者很需要这种C蛋白。科学家还培育出另一种既含C蛋白，又含呋喃妥因的转基因猪。呋喃妥因是一种复杂的酶蛋白，若其数量不足，可使C蛋白不成熟、不活跃。此转基因猪能同时产生两种蛋白，其生产的活性C蛋白能力要比单产的转基因猪高32倍。

美国一家生物移植公司培育一种新型转基因猪，其组织器官用于人类器官移植大有希望。除了猪组织器官与人体有较大类似性之外，研究人员还证实，猪体内固有的猪生逆转录病毒在进化过程中已与猪的基因结合在一起，成为猪体组织的一种组成成分，但此病毒不会传染给人。如果这一结论确实可靠，该病毒与其宿主表现高度的“溶源性”，具有不回复突变、不给人体造成危害等特点，故此类转基因猪的各组织器官供人类移植之用是可能的。最近，我国科研工作者也研究成功了一种可供烧伤病人移植用的转基因猪皮，经小范围临床应用已取得满意效果。外源异种皮肤用于烧伤患者已显其创面愈合质量高、增生性疤痕显著减少、存活时间长、抗排斥反应和较强的免疫功能等特性。

转基因奶牛

英国一家公司用转基因技术培育了一头叫“罗斯”的转基因奶牛，并从其奶中获取含有与人乳相同成分——α乳清蛋白。这种含多种必需氨基酸的乳清蛋白是婴儿健康所必需的。其后，芬兰培育成功可生产含红细胞生成素的转基因奶牛，从理论上计算，1年内可从这头转基因牛的奶中得到60~80千克红细胞生成素，其产量比目前全世界红细胞生成素的用量还多得多。可见，这一转基因奶牛不仅能为人造血液提供纯净的造血因子，而且其所产牛奶能补充造血因子成分，从而为贫血患者带来福音。美国一家公司采用核移植技术培育出转基因牛（还有猪和兔），其生产的药物可用来治疗人类遗传病、传染性疾病、组织骨骼损伤和心血管病等疾病。

转基因鱼

20世纪90年代我国有关专家就已经成功地运用转基因技术培育出了转基因鲤鱼。这种鱼食量大，长得快，是普通鲤鱼长速的2~3倍，已表明它的生长性状是可以遗传的。

从转基因鱼中开发医药产品是当前研究的热点。有一种淡水鱼即罗非鱼，其体内有两种胰腺：一种分泌消化酶，另一种分泌胰岛素。此鱼胰腺主要由多个胰岛聚在一起构成的，分离鱼体内胰腺细胞并不难，比起从猪或人体中获取胰腺细胞要容易得多。加拿大研究人员已将鱼的胰岛植入大家鼠及小家鼠体内取得成功，并具有分泌胰岛素的功能。可惜这有两个不足：一是胰岛素产率不高；二是鱼胰岛素与人胰岛素相比差17个氨基酸，有待对鱼胰岛素基因进行改造，或用人胰岛素基因对其进行修饰。新的实验结果表明，经修饰含有人胰岛素基因的罗非鱼卵子，受精后孵化的鱼苗体内可呈现人胰岛素基因及其表达。这样有望育出能分泌人胰岛素的罗非鱼新品种，从而为糖尿病患者提供新的食物源及药品。

中国转基因食品的发展与现状

比较而言，我国转基因食品行业虽尚处于起步阶段，但我国近几年转基因动、植物性食品的研究与应用也取得了一定的进展。下面简单做一些介绍。

转基因牛

尽管许多人都见过乳牛，但能说见过转基因牛的人就不多了。那么什么是转基因牛，我国有转基因牛吗?

我国第一头转基因牛于1999年诞生于上海，是由上海几位生物遗传专家培育成功的。其方法是将人的白蛋白基因转入牛体内，培育出该种转基因牛。该牛出生后，在它体内检测到了人血清白蛋白。

抗除草剂大豆

农田杂草是农作物生产中的一大危害，除草剂的广泛使用极大降低了除草成本。我国科学家将抗除草剂基因转入农作物，可以更有效地使用除草剂防治农田杂草，保护农作物免受药害，从而增产增收。

我国作物抗除草剂基因工程协作组，曾从龙葵中提取了抗除草剂莠去津的基因，并转入大豆叶绿体中获得了转基因的抗除草剂大豆。该项转基因技术的研究与应用，对大豆的增产增收有着十分重要的意义。

抗病毒黄瓜

黄瓜在我国栽培历史已有2千多年了；黄瓜，清香多汁，脆嫩可口，是人们喜食的蔬菜之一。但种植黄瓜时，黄瓜经常会受到黄瓜花叶病毒的侵害，造成减产。

不久前，北京一所大学的生物学家，采用生物技术，将一种抗黄瓜花叶病毒的基因转入黄瓜中，成功地解决了这一难题。培育出了一种新的抗病毒黄瓜。

抗虫白菜

蔬菜虫害一直是困扰农业增产增收的大难题。为此许多农业专家都作了不懈的努力，不久前我国一家生物研究所利用现代生物技术解决了白菜抗虫问题。

该研究所的科学家，采用植物转基因技术通过农杆菌介导法，将含有豇豆胰蛋白酶抑制剂基因和新霉素磷酸转移酶基因，导入不结球白菜中，获得了抗虫转基因白菜。

转基因疫苗番茄

我国生物技术专家根据现代免疫学原理，研制成功了一种转基因疫苗番茄。人们吃疫苗番茄等于打预防针，进而避免到医院注射疫苗，既简单又省事。

其方法是利用转基因技术，将某种特定蛋白植入番茄，经多代繁殖，使转入基因逐步稳定后，让人们食用以预防乙肝等疾病。这种疫苗番茄一年吃几个，就能代替注射乙肝疫苗。

转基因食品的安全评估

转基因食品已经深入到我们生活的各个角落。因为使用了特殊的现代分子生物学技术，从而产生了转入遗传物质的食品是否安全的问题？转基因食品的安全性引起了全球社会的普遍关注。转基因技术毕竟是一门新兴的技术，就在转基因食品的研究和应用深入发展的同时，有关转基因食品有无毒性、过敏性及抗生素抗性等安全性问题成为人们的关注焦点。目前对转基因食品的安全性讨论主要集中在两个方面:一是食用安全性，二是环境安全性。

转基因产品的食用安全

美国已经批准进入大田试验或商品化的转基因食品很多。虽然目前还有不少转基因农作物还处于大田试验阶段，尚未被批准商业化，但是如果有人愿意吃一顿完全用转基因生物制成的西餐正餐的话，食物的原料都已经具备了。说到转基因食品的安全性，就不得不提起引起有关转基因食品安全性问题讨论的几大事件。

有关转基因食品安全性的几个事件

转基因马铃薯事件

1999年，美国有两个科学家研究了转基因马铃薯对动物的影响。实验分别用含有转基因马铃薯、非转基因的马铃薯的膳食来饲喂实验大鼠，每种膳食又分为生的和熟的两类。喂食进行10天后，对大鼠的胃肠道进行组织学观察，结果发现转基因马铃薯对大鼠的胃黏膜、空肠绒毛以及肠道的小囊长度均有不同程度的影响，导致一定的损伤。实验结果公布后，引起了人们对转基因马铃薯安全性的担忧。

星联玉米事件

2000年美国一家媒体报道了在卡夫食品公司的玉米饼中检测到了杀虫蛋白基因。卡夫宣布收回其在市场上的三种转基因食品。这种转基因玉米含有的杀虫毒蛋白是其他品种的50~100倍，容易引起人体的过敏反应。

药用转基因玉米混进美国大豆事件

2002年10月，美国农业部在内布拉斯加州刚收获的大豆中发现混入了少量的转基因玉米的茎叶，该种玉米是作为植物反应器生产一种能够治疗疑难病症的胰岛素蛋白酶的。此事件对美国政府以及美国公众的震动很大，因为如果携带生产某种药物的转基因的花粉传播到正常的作物柱头上时，就会使得正常的粮食受到污染，药物会通过种子的繁殖而进入人类的一日三餐。在不知情的情况下，正常的人就可能在日常饮食中被迫吃到这些不需要服用的药物。真是谈虎色变。美国政府将被污染的大豆全部销毁，并要求有关单位保证不再发生类似的情况。事件过后，很多人产生了这样的疑问：如果能保证将大豆和玉米分开，那么能保证把转基因的和非转基因的玉米分开吗？

雀巢事件

2002年上海一家媒体发出质疑，指出6种雀巢食品含有外源基因仍在亚洲销售。在此后的一段时间内，人们在国内的各大新闻媒体上，尤其是在互联网上展开了对转基因食品安全性的大讨论。

抗除草剂转基因大豆基因组中的不明基因片段

比利时农业研究中心的一个研究小组在孟山都公司的抗除草剂转基因大豆基因组中发现了一段既不属于原来大豆的基因，也不属于外源转基因的DNA片段，位于插入基因的旁边，而且该序列还比较稳定，在世代间没有差异。研究人员推测，该片段来源于转基因过程中的重组或者大片段的缺失。现在尚不了解该片段的功能，有人认为在逆境压力下，该DNA片段有可能影响植物蛋白的表达从而会对大豆的品质产生影响。

对人体过敏的转基因大豆

该转基因大豆是美国先锋种子公司的成果。巴西坚果的蛋白质有人和动物最需要的一种氨基酸——蛋氨酸。这种蛋白质的编码基因转入大豆的目的就是为了改善其营养组成。但是研究表明该基因大豆会使对巴西坚果过敏的人群产生过敏反应，因此，公司也放弃了商品化该转基因大豆的计划。

尽管以上这些事件，引起了人们对转基因食品安全性的大讨论，但是有科学家认为转基因食品可以是安全的。有科学家从理论上论证了转基因来源的核酸与食品中其他任何核酸一样安全。但也有科学家认为必须讨论基因转移对食品安全性的影响，评估转基因食品是否有独特的危害，及其可能存在的潜在的危害等等，这些讨论均值得我们关注。

转基因来源的核酸与食品中其他任何核酸一样安全

植物和动物性食品中均含有各种类型的核酸。食品中这些物质的总量及模式随着其来源细胞中的核酸密度不同而不同。动物肌肉组织中的核酸含量较高，尽管其含量还是低于可食的内脏，因内脏组织有较多的细胞核。植物储藏组织（如谷类和马铃薯）的细胞核较少，所含的核酸也较少。细菌、酵母和蘑菇中的核酸含量最高，与其生长速度快有关。

膳食摄入的核酸主要受食物来源影响，也受加工影响。加工过程能显著降低食物中DNA水平。个体间膳食核酸摄入量有很大差异，每人每天的摄入范围为0.1~1.0克。

传统繁育（有性交配）的子代从每个亲体得到一半信息。转基因过程仅插入了一两个新的由核酸构成的遗传基因，导致生物体遗传信息的微小变化。在一些转基因植物的基因组或染色体中，转基因DNA仅占全部DNA的十万分之一左右。

此外，无论是转基因食物中的DNA，还是普通食物中的DNA，它们均由相同的四种核苷酸组成。转基因技术可使核苷酸的序列重新排列，但并未改变其化学结构。来源于转基因食物的DNA在化学性质上与其他DNA一样，其间的差异仅限于DNA的排列顺序不同。因而，转基因不会增加膳食中DNA的总摄入量。

核酸一般存在于细胞内，摄入的细胞被裂解后才能得到核酸。细胞外核酸在胃肠道被广泛分解，然后核酸的构件（如核苷和碱基）才被吸收。尽管有些DNA片段未被裂解，但一般不是完整基因。有证据表明有的DNA片段被吸收进入肠上皮细胞和巨噬细胞；其余的DNA片段则同与细胞结合的残留核酸一起从粪便排出。就食品中的核酸而言，没有证据表明转基因本身会对核酸的消化和稳定性有任何影响。

由于来自转基因的DNA和RNA与来自食物生物体本身存在的DNA和RNA在化学上的等同性，可认为其组成成分没有毒性。根据来自转基因的DNA/RNA与现有食物的核酸在化学上的等效性和代谢过程相似，推测它们在毒理学特征方面也应是一样的。没有证据表明DNA的致敏性或其他免疫学特性与摄入转基因食品有关。因此，转基因生物体安全性仅涉及那一小部分残存的仍未被降解的细胞外DNA；这种DNA与哺乳动物的胃肠道细胞或肠道菌群相互作用而有导致基因转化的可能性。

肠道细菌有摄取DNA的能力，而且这种DNA是一条与细菌基因具有广泛序列同源性的线性片段，或通过形成一个独立的复制子，才能被整合到细菌细胞的基因组中。此外，整合了外来DNA的基因还需要有合适的调控序列才能被细菌表达。一种新的特性可能未经选择即被细菌保留，但要使转化的细菌成为菌群中的主要部分，就需要选择其特性。以上过程中的每一步骤都很少发生，而且必须按顺序进行才有效。

在哺乳动物，DNA片段可能被肠壁上皮细胞（包括免疫系统细胞）摄取。这些DNA片段在通过肠壁后，或者被肠道的免疫系统主动去除，或进入机体循环系统。在循环系统中受到免疫系统细胞作用而发生核内体消化。已证明小鼠口服的质粒DNA片段可被免疫细胞摄取。此外，有证据表明，被摄取的DNA可进入到不同类型的细胞核内。

哺乳动物具有有效的机制来避免外源性DNA掺入其基因组。人和其他哺乳动物尽管经常暴露于食品中的外源DNA，但无证据表明摄入的外源DNA会掺入到人的基因组。人类对来自转基因的DNA的处理与对现有食物生物体中的DNA相同。因为细胞都同样对待所有摄入的DNA，不管其DNA的来源如何，都存在与摄入DNA有关的危险。在食品加工过程中和通过胃肠道时DNA均被降解，这使得能编码蛋白质的完整基因转移到肠道微生物中的可能性降低。研究表明，食物中的DNA转移到或功能性地整合到肠道微生物和人类细胞的可能性很小。

所以，有理由认为从转基因来源的DNA与食品中其他任何DNA一样安全。但是这并不表明摄取转基因的DNA不存在危险。

基因转移对食品安全性的影响

哺乳动物细胞具有精确地切除或破坏外源DNA的能力；受损的肠上皮细胞也会很快从肠道排出。关于转化作用对食品安全性的影响，主要涉及整个基因及那些与其他基因序列相连接的DNA片段掺入肠道微生物所引起的转化。如果掺入的异源DNA是不稳定和不可遗传的，就不用担心转化作用会引起任何安全问题；即使出现这些情况，其存在也是短暂的。

来源于转基因生物体的与人类日常膳食中已经存在的食用生物体的DNA等同。因为机体处理DNA的方式一样，与DNA有关的任何危险性与摄入的DNA的来源无关。食品加工和通过胃肠道时对DNA的降解，使可编码外源蛋白质的完整基因转移到肠道微生物的可能性降低。这里提到的研究工作表明，摄入食品中的DNA转移到肠道微生物和人的细胞及被微生物和人的细胞功能性整合的可能性极小。但这并不表明，对通过食物链摄入重组DNA技术生产的转基因食品，以及对转基因来源的DNA本身的安全性不必有任何顾虑。但是，从转基因来源的DNA被认为与其他食品中的DNA同样安全。

转基因食品是否有独特的危害

用传统方法生产的新作物和新微生物品种历来被认为比用转基因方法生产的品种安全。通过传统方法培育出的食物品种已被人们接受了几百年，现在仍继续引用这种方法培育新的植物品种。目前正在利用转基因技术以转移一个或多个基因来培育出性状基本相同的生物品种。然而，通过传统技术从野生品种中引入的有关性状（如抗病、抗虫），几乎还不清楚其遗传和代谢变化的具体特点。随后进行的分析表明，这些抗病和抗虫特性与蛋白质（如植物血凝素和蛋白酶抑制因子）以及其他有潜在毒性和抗营养性物质有关。传统繁育技术很可能出现非期望性的新的基因组合：例如通过这种方法培育出的马铃薯的有毒生物碱甙类可能超出安全水平；培育出的芹菜的补骨脂素刺激物的含量很高。这些例子说明，不管是什么产品或用何种过程生产，进行严格评价是十分重要的。

因此，使用特殊的繁育方法或转基因方法本身并不能使植物或微生物产生特殊的性状，其特性取决于被转移的是何种基因以及基因转移到何种生物体。

由于人们食用和使用的是产品，必须考虑产品的性状和安全性，而不是这些产品的生产方法。在欧盟各国，目前对转基因产品的评估（基于产品和副产品）比对用其他方法生产的新品种或新食用微生物的评估更严格。这并不是认为转基因产品的危险性更大，而是在该技术更加成熟并消除了消费者的顾虑之前采取的一种预防措施。FAO/WHO的食品安全联合咨询会议[1996]建议，对转基因食品的评价应以“了解产品的生产过程以及产品本身的具体特征”为基础，并认为“用转基因技术生产的食品的安全性并不会比用传统技术生产的食品更差”。

转基因食品安全的潜在危害

改变基因有可能产生潜在的危害吗?

如果不慎重对待转基因食品摆上餐桌的全过程，就有可能产生潜在的危害。

为了获得其自身利益，转基因食品开发者或者说基因工程技术的拥护者非常急于向公众表达这样一个意识：现在的作物都是经过人类活动驯化而来，与转基因技术没有什么区别，转基因技术只是加速了这个过程。但是，人工选择和驯化是一个长期的过程，植物获得的优良特性是来自同种植物，并且是在一代代的筛选与耕种的过程中得到进一步优化，品种特性稳定，任何不利于人类身体健康的畸变都在驯化过程中逐步被淘汰掉了。而转基因技术就不一样了，它有时转入的可能是不同种或者是来自微生物和动物甚至人类的基因，常规育种条件下，这些基因无论如何也不会进入植物体内的（即使有，也是自然界中的一个漫长的进化过程），而且转基因的过程及操作也会导致某些负面影响，而获得的作物在短时间内就要作为食品进入人类的食物链，这是与人类长期的驯化过程完全不一样的。转基因生物尤其是转基因食品的安全评价应遵循个案的原则和审慎的原则。

由于转基因食品安全的不确定性，很多人，特别是欧洲公众对转基因食品的安全性存在怀疑，自觉或不自觉地抵制转基因食品。这个现象很容易理解。消费者认为，自己至少应该知道，所购买的食品是否来自转基因食品，是否还含有转基因成分。为了保护消费者的知情权和选择权，最好的办法可能是对转基因食品进行标签。它是加强生物安全管理，慎重对待转基因食品的非常重要和关键的环节，不容忽视。

转基因产品的生物安全

转基因动植物的应运而生在一定程度上越来越多地满足了人们对动植物不同的要求，越来越多地受到人们的青睐。但是，其安全性和实用性也越来越多地受到人们的关注。

“生物安全”是生物科学与技术高度发展下的一个新兴术语。目前，对“生物安全”的理解有三种含义。广义的生物安全定义是：“管理由于某些生物体通过排斥、削弱、适应、抑制和根除等途径造成的对经济、环境和人体健康的各种风险”；第二种理解是针对《生物多样性公约》的，条款中指出“制定或采取办法以酌情管制、管理或控制由生物技术改性活生物体在使用和释放时可能造成的风险”；最后一种理解是针对当前国际上的生物武器以及生物恐怖主义的防范，也就是对培养致病的微生物或它们的毒素，或者用基因工程的手段制造基因武器来传播疾病，危害人类，以及利用新的植物病害敌人的农作物以致命的毁灭，或用特殊的微生物来灭绝各种驯养动物的控制。总之，生物安全性简单来说，就是生物体对人是否安全，一般特指生物体经过基因工程改造后对人是否还依然安全。目前人们比较关注的主要是转基因食品的安全性问题，因为转基因食品能直接进入人体体内，对人体的健康存在着潜在的直接风险。

从目前的生物基因科学技术的发展来看，有关重组DNA技术的进展及其在医药、农业、能源、环保等方面的应用前景，及广阔的应用领域，都既让人高兴，又让人担心。人们担心的焦点就是生物安全问题。这个问题极其复杂，不是一句话就能解释的。从转基因生物的出现到现在，人们一直对有关基因工程改造过的生物产品的生物安全性问题进行争论。人们认为，科学技术是一把双刃剑，它有积极的和消极的影响，生物技术也一样。如核能在造福人类的同时，如果使用不当的话也会给人类带来意想不到的严重后果，这样的事情并不少见。

那么转基因生物的消极影响有哪些呢？在1992年联合国通过的《生物多样性公约》中有两个条款对该问题有了原则性的规定，那就是第8条“就地保护”和第19条“生物技术的处理及其惠益的分配”，现摘录如下：

“第8条 制定或采取办法以酌情管制、管理或控制由生物技术改造活生物体在使用和释放时可能产生的风险，即可能对环境产生不利影响，从而影响到生物多样性的保护和持续利用，也要考虑对人类健康的危险”；

“第19条 缔约国应该考虑是否需要一项议定书，规定适当程序，特别包括事先知情协议，适用于可能对生物多样性的安全转让、处理和使用，并考虑该议定书的形式”。

归纳起来，转基因生物对环境及人体健康的潜在风险大致有如下几点：

转基因植物可能会成为杂草；

转基因植物通过基因流对近缘物种造成潜在的风险；

对非靶标生物直接和间接的影响，也即对生物多样性的影响；

对土壤生态系统形成的潜在风险；

害虫对转基因抗虫植物产生抗性；

病毒重组造成“超病毒”；

抗生素标记基因等造成食品安全问题。

然而，到目前为止，基因工程改造过的生物及产品基本都是安全的，这当然是与各国政府制定相关法规以及各国科学家的共同努力分不开的，或许也同我们人类的认识局限性有关。以农业上应用的基因工程为例，迄今为止，只发现有一例改造有明显的副作用。这个例子就是：巴西坚果中有一种基因，它制造一种称为清蛋白的蛋白质，科学家们把这种基因转到农作物中来提高农产品中的蛋白质含量，从而提高品质。结果发现，蛋白质含量是提高了，但有些人对这种新加入的蛋白质过敏，因此，这种基因后来就不再用于基因工程提高蛋白质的工作中了。

这个例子中的副作用是明显的，很快人们就能看到后果，因而也好预防。而有的人还担心有些基因工程改造过的生物体其危害恐怕不是短时间可看到的，例如在农业上人们已经通过基因工程获得了抗各种除草剂的农作物，这种基因工程农作物种到地里，洒上除草剂，杂草全被杀死，农作物照样茁壮成长。但是有人担心，随着这种基因工程农作物花粉的四散飘飞，与其他的杂草进行授粉，几代以后杂草就有可能抗除草剂，如果这样的话，那么杂草就更加难以杀死了。还有杀棉铃虫的毒素蛋白基因，它对人及其他哺乳动物的毒害作用目前没有看到，又有谁能肯定它没有长期效用呢？用含有这种毒素蛋白的棉花织成布，穿在人身上，整天在身上蹭来蹭去，是不是也没有害呢？这些问题没有长期的实验观察恐怕就无法予以完满的回答。要知道，在历史上就有很多事例说明，有些副作用是人们难以在当时发现察觉的，如DDT农药造成的危害，使用四环素造成的四环素牙等等。

转基因食品的安全对策

转基因食品深入到我们生活的各个角落

大豆、玉米、棉花、油菜等主要的作物都被转入了外源基因，并进行了商品化大规模种植，以这些转基因粮食作物为原料制成的食品，即所谓的转基因食品已经深入到我们生活的各个角落。美国已经批准进入大田试验或商品化的转基因食品很多，并且随着今后农业科技的进一步发展，进入人们食物链的转基因食品还会增加，人们也就更加关心转基因食品的安全性问题。目前人们对转基因食品的担心主要集中在这样几方面。

首先是毒性问题。一些研究学者认为，对于基因的人工提炼和添加，可能在达到某些人想达到的效果的同时，也增加和积聚了食物中原有的微量毒素。

其次是过敏反应问题。对于一种食物过敏的人有时还会对一种以前他们不过敏的食物产生过敏，比如：科学家将玉米的某一段基因加入到核桃、小麦和贝类动物的基因中，蛋白质也随基因加了进去，那么，以前吃玉米过敏的人就可能对这些核桃、小麦和贝类食品过敏。

第三是营养问题。科学家们认为外来基因会以一种人们目前还不甚了解的方式破坏食物中的营养成分。

第四是对抗生素的抵抗作用。当科学家把一个外来基因加入到植物或细菌中去，这个基因会与别的基因连接在一起。人们在服用了这种改良食物后，食物会在人体内将抗药性基因传给致病的细菌，使人体产生抗药性。

第五是对环境的威胁。在许多基因改良品种中包含有从杆菌中提取出来的细菌基因，这种基因会产生一种对昆虫和害虫有毒的蛋白质。在一次实验室研究中，一种蝴蝶的幼虫在吃了含杆菌基因的马利筋属植物的花粉之后，产生了死亡或不正常发育的现象，这引起了生态学家们的另一种担心，那些不在改良范围之内的其他物种有可能成为改良物种的受害者。

最后，生物学家们担心为了培养一些更具优良特性，比如说具有更强的抗病虫害能力和抗旱能力等，而对农作物进行的改良，其特性很可能会通过花粉等媒介传播给野生物种。

人们有以上的一些担心，完全可以理解，那么如何才能保证安全食用转基因食品呢？

给转基因食品贴上标签

自1994年世界上第一例转基因西红柿投放美国市场以来，各种转基因食品发展迅猛。但与此同时，对转基因食品安全问题的争论一刻也没有停止过。由于外源基因表达的毒性蛋白以及由外源基因的插入而改变受体基因的表达从而使得受体成分的改变可能会对人体健康产生影响。因此，源自转基因生物的食品的安全性备受关注。由于目前大多数的农作物都进行了这样或那样的遗传修饰，尤其是携带各种转基因的几大主要的农作物——大豆、玉米、油菜和棉花已经进行了多年的商品化种植与贸易。转基因食品是否安全？如何将转基因食品与传统食品区分开来？人们就想到了给转基因食品贴上标签。所以所有的转基因农产品需要检测和标志，以说明产品中转基因成分的状态。

标签是指在食品或饲料产品的包装上贴上标志以说明该产品是否来自转基因生物或是否含有转基因成分。有些时候，由于花媒传粉等方面的原因，转基因成分的污染是不可避免的。在大多数情况下，农产品的生产商都不能保证其产品百分之百地不含转基因成分。为了寻求一种妥协的解决办法，只能将产品中的转基因成分进行限量规定，即大于某一含量的即需要标签。目前大家基本上接受了这一做法。在世界范围内大家都认识到对来自转基因的食品进行标签，意味着对公众的尊重。实施对转基因食品进行强制性标签的意义主要有三点，一是维护消费者的知情权，二是维护消费者的选择权，三是有利于科学工作者和各个部门对其跟踪调查，监控可能发生的问题。

从世界范围来看，欧盟对转基因食品的标签要求比较严格。要求食品或饲料中转基因成分超过0.9%就必须贴上标签。中国政府出台了转基因食品强制标签的管理办法，但是对转基因成分的含量没有明确规定，这就可能理解为对转基因成分的“零容忍”，即不管最终产品中转基因成分含量是多么小，或者只要是来自转基因的生物就必须贴上标签。这样其实就是为了保护消费者的利益。

中国农业部规定第一批实施标志管理的转基因食品，包括大豆种子、大豆、大豆粉、大豆油、豆粕；玉米种子、玉米、玉米油、玉米粉；油菜种子、油菜籽、油菜籽油、油菜籽粕；棉花种子；番茄种子、鲜番茄和番茄酱。农业部发布的《农业转基因生物标志管理办法》规定，转基因动植物（含种子、种畜禽、水产苗种）和微生物，及其产品，含有转基因动植物、微生物或者其产品成分的种子、种畜禽、水产苗种、农药、兽药、肥料和添加剂等产品，直接标注“转基因××”。转基因农产品的直接加工品，标注为“转基因××加工品（制成品）”或者

“加工原料为转基因××”。用农业转基因生物或用含有农业转基因生物成分的产品加工制成的产品都必须标注。但最终销售产品中已不再含有或检测不出转基因成分的产品，标注为“本产品为转基因xx加工制成，但本产品中已不再含有转基因成分”或者标注为“本产品加工原料中有转基因××，但本产品中已不再含有转基因成分”。按照规定，生产厂商要在标志上把产品的基本情况介绍清楚。在购买转基因食品时，消费者可向经销商询问该商品的性能、质地、有效期限、生产厂商等问题，经销

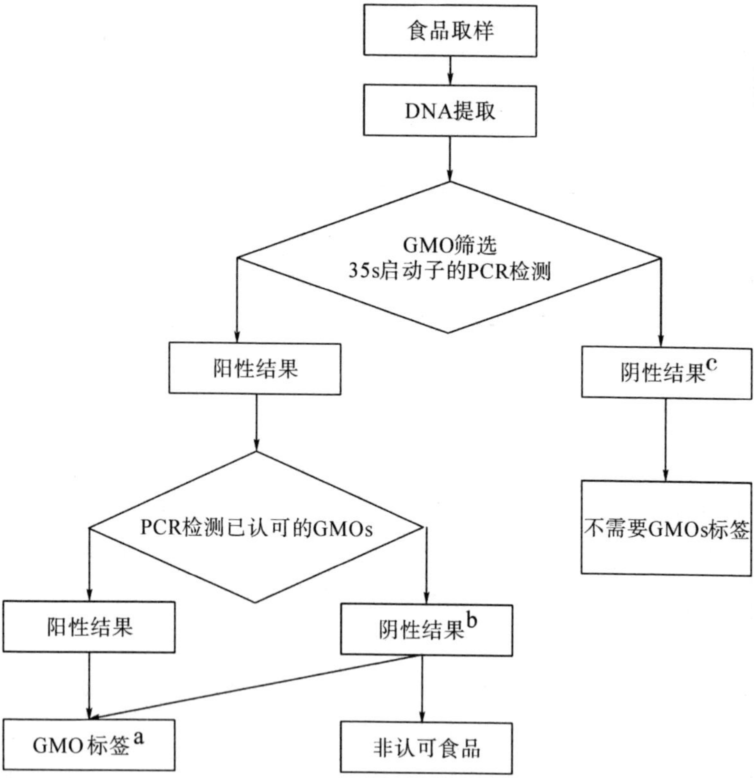

欧盟转基因食品的检测流程

商也有责任、有义务向消费者说明情况。消费者如果吃了没有贴上标志的转基因食品，则可向卫生、工商等职能部门举报。根据农业部发布的《农业转基因生物安全管理条例》的规定，对违反者可没收其非法销售的产品和违法所得，并处以1万元以上，5万元以下的罚款。该管理办法于2002年3月20日起实施。

让转基因食品通过严格的检测

为了确保进入市场的转基因食品的安全，各个国家都采取了一系列的措施，对转基因食品进行检测。

目前在世界范围内，欧盟对转基因食品的管理比较严格，所以这里以欧盟的转基因食品检测为例进行介绍。通常情况下，认为比较可靠的转基因食品检测方法是直接检测其所含DNA成分。检测过程一般是这样的（如下图）：首先抽取一定数量的样品，来提取样品的DNA。由于目前大多数转基因生物使用花椰菜花叶病毒（CaMV）的35s启动子，所以检测的第一步一般是用CaMV的特异引物进行扩增，如果是阳性反应就说明样品中含有转基因成分，然后用目前已经知道的并已经被商品化的所有转基因的引物进行定量的扩增，根据转基因成分的含量并依据所规定的标签阈值进行标签，此种方法是利用所知的引物进行大量重复的测试，具有繁琐，不全面等缺点。在欧盟管理体系中，如果所含成分已经批准商品化并且含量小于0.9%，可以不贴标签；如果所含成分没有被批准进行商品化，但即将进入商品化或被认为比较安全的，并且含量小于0.5%的，也可以不用标签。如果所含转基因成分没有被批准商品化，虽然安全性比较可靠但含量大于0.5%或其安全性不明确，属于非认可食品，都是禁止上市销售的。

由于转基因食品的安全性问题意义重大，所以我们在进行转基因食品的安全性判定实验时一定要谨慎。目前对转基因食品的安全检测已经初步程序化。第一是先将转基因食品或产品研磨成干粉后饲喂实验动物，来观察有无不良反应以确定食品是否安全。第二是对参加实验的动物进行各种生理生化指标的检测，看有无异常。有人认为有了这样的检测程序，人们再食用转基因食品就是万无一失的了。实际上，世界上并无万无一失的事情，有时候对某一个问题的科学认识是个及其长期的过程；有时候某一实验的设计也会有不当之处；有时候某些生理生化反应是滞后的等等。例如欧盟有一个实验是这样做的：转基因西红柿研磨成干粉后饲喂老鼠，并没有发现什么不利影响，于是就宣布转基因西红柿是安全的。这样下结论似乎有点太草率，其中存在一个问题，如果在加工成干粉的过程中转基因成分被破坏了，当然就不会对小鼠产生什么不利影响，并且实验中也未检测干粉中转基因成分的含量，此种方法或许只能检测出对老鼠具有明显影响的转基因食品，对影响小和含量少的转基因食品很难检测出来。另外，中国人很少把西红柿磨成干粉去食用，普遍喜欢食用新鲜的西红柿，根据常识，我们知道，新鲜西红柿里的转基因成分肯定是存在的。实际上，这种试验结果对保证中国人的食用安全性方面的意义并不大。由这个例子可以看出，为了转基因食品的安全，转基因食品的检测手段和方法也要不断改进。

转基因技术与转基因食品前景

目前市场上仅有少量转基因食品，但是转基因食品进入市场的脚步在加快。一是各国正在研究开发和试验大量性状多样的转基因生物体；二是人们对转基因食品已获得了丰富的经验，而且已经收集了转基因食品和传统食品成分方面的大量资料，所获得的知识能够对所有新转基因食品进行更好的安全性评价；三是有的国家已经通过立法，在制度层面上要求对每种转基因生物体逐个慎重地确定其益处和危险性，以确保转基因食品的安全。相信经过了科学严格检测的转基因食品，人们可以放心地食用。

后 记

这本《食品安全》科普读物系《青少年科学素质教育丛书》之一，它是在方玉媚（四川农业大学政法学院）、左之才(四川农业大学动物医学院)、胡叶（四川省科普协会)、张明（四川农业大学动物科技学院）的通力合作下完成的。

在本书的编写过程中，得到了四川科普协会和四川农业大学的大力支持，得到了一些朋友的帮助和支持，在此一并表示深深的感谢。

编者

2011.2